EL DÍA EN QUE LE DIAGNOSTICARON A MI MARIDO cáncer de próstata, su médico nos dio una copia de este libro. Nos dijo a ambos que lo leyéramos antes de las próximas consultas que mi marido debería realizar con el cirujano y el oncólogo radioterapeuta en el futuro cercano. La información que contiene el libro y el formato de preguntas y respuestas hizo que pudiésemos entender mucho más fácilmente a lo que nos enfrentábamos. También contiene un espacio en el que podemos anotar nuestras preguntas e inquietudes para discutirlas con los médicos durante las próximas consultas. Durante el proceso de intentar decidir acerca del tratamiento, a menudo consultábamos este libro para verificar que lo que pensábamos que habíamos entendido era, en realidad, correcto y para hallar respuestas a nuevas preguntas que parecían surgir de la nada mientras tratábamos de prepararnos para "LA LUCHA", como la llamábamos. Quizás el médico en realidad ya había contestado algunas de estas preguntas durante aquella primera consulta, pero lo cierto es que "CÁNCER" era la única palabra que cualquiera de nosotros dos escuchó. Esta es solamente una más de las razones por las que resultó lógico que nos diera este libro para llevar a casa.

Mi más sincero agradecimiento a la Dr. Pamela Ellsworth por haberlo escrito y a nuestro médico por habernos dado una copia.

— MARY STEVENS
La Grange, KY

100 preguntas y respuestas sobre el cáncer de próstata
Cuarta edición

Dr. Pamela Ellsworth

Profesora de urología
UMass Memorial Medical Center
Facultad de Medicina, Universidad de Massachusetts
Worcester, MA

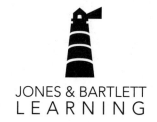

JONES & BARTLETT
LEARNING

World Headquarters
Jones & Bartlett Learning
5 Wall Street
Burlington, MA 01803
978-443-5000
info@jblearning.com
www.jblearning.com

Los libros y productos de Jones & Bartlett Learning están disponibles en la mayoría de las librerías y en línea.

Para comunicarse directamente con Jones & Bartlett Learning, llame al 800-832-0034, fax 978-443-8000, o visite nuestro sitio web, www.jblearning.com.

Las empresas, asociaciones profesionales y otras organizaciones calificadas pueden recibir descuentos importantes por la compra de grandes cantidades de las publicaciones de Jones & Bartlett Learning. Para más información específica acerca del descuento, contáctese con el departamento de ventas especiales de Jones & Bartlett Learning por la vía de contacto arriba mencionada o envíenos un correo electrónico a specialsales@jblearning.com.

El contenido, las declaraciones, puntos de vista y opiniones aquí incluidas son la expresión de los correspondientes autores y no de Jones & Bartlett Learning, LLC. La referencia a un producto comercial, proceso o servicio específico a través de un nombre comercial, una marca registrada, fabricante u otro no constituye su promoción o recomendación por Jones & Bartlett Learning, LLC y dicha referencia no podrá ser utilizada para hacer publicidad de o promocionar el producto. Todas las marcas registradas que se muestran son marcas registradas de las partes mencionadas. *100 Preguntas y respuestas sobre el cáncer de próstata*, cuarta edición, es una publicación independiente y no ha sido autorizada, patrocinada, o aprobada por los titulares de las marcas registradas o de servicio mencionados en este producto.

Este libro puede contener imágenes que presentan modelos; estos modelos no necesariamente promocionan, representan o participan en actividades representadas por estas imágenes. Todas las capturas de pantalla en este producto son a fines educativos e instructivos únicamente. Las personas y las situaciones caracterizadas en estos casos de estudio pueden ser reales o ficticias pero se utilizan a los propósitos educativos únicamente.

Los autores y editores han hecho esfuerzos por brindar información precisa. Sin embargo, no son responsables de los errores, omisiones o resultados relacionados con el uso de los contenidos de este libro y no asumen responsabilidad alguna por el uso de los productos y procedimientos descritos. Los tratamientos y efectos secundarios descritos en este libro pueden no ser aplicables a todos; de la misma manera, algunas personas pueden necesitar una dosis o experimentar un efecto secundario que no ha sido descrito en el presente libro. Los fármacos y dispositivos médicos pueden tener una disponibilidad limitada controlada por la Administración de Medicamentos y Alimentos (FDA, por sus siglas en inglés) para uso únicamente en un estudio de investigación o ensayo clínico. Las reglamentaciones sobre investigación, práctica clínica y gubernamentales suelen cambiar el estándar aceptado en el sector. Cuando se recomienda el uso de un fármaco en el ámbito clínico, el proveedor de salud o el lector son responsables de determinar el estado del fármaco de la FDA, la lectura del prospecto, y la revisión de la información de prescripción para las recomendaciones más actualizadas en dosis, precauciones y contraindicaciones y determinar el uso adecuado para el producto. Esto es especialmente importante en el caso de fármacos que son nuevos o poco utilizados.

Producción

Editor ejecutivo: Nancy Anastasi Duffy
Manager de producción: Daniel Stone
Administrador de proveedor: Nora Menzi
Supervisor de fabricación y control
  de inventario: Amy Bacus
Director de Derechos y Medios: Joanna Gallant

Especialista en derechos y medios: Wes DeShano
Editor de desarrollo de medios: Shannon Sheehan
Composición: PHi Business Solutions Ltd.
Diseño de portada: Stephanie Torta
Impresión y encuadernación: Edwards Brothers Malloy
Impresión de la portada: Edwards Brothers Malloy

Portada
Foto superior: © Jay B Sauceda/Moment/Getty, Inc.; Foto abajo a la izquierda: © Juanmonino/E+/Getty;
Foto abajo a la derecha: © Juanmonino/E+/Getty, Inc.

ISBN: 978-1-284-12658-7

6048

Impreso en Estados Unidos de América
20 19 18 17 16   10 9 8 7 6 5 4 3 2 1

Si se encuentra leyendo este libro, probablemente esté preocupado acerca de las posibilidades de que usted (o algún ser querido) padezca cáncer de próstata, o puede que ya se le haya diagnosticado el mismo. Como muchas otras personas en riesgo de padecer una enfermedad como el cáncer de próstata, usted quizás quiera tener una actitud proactiva respecto de su salud; leer y aprender acerca de esta enfermedad, para entender cómo se la diagnostica y se la trata y para poder tomar decisiones sobre su cuidado, de forma más efectiva. También puede ser que se esté dando cuenta que obtener información precisa y comprensible sobre el cáncer de próstata no resulta para nada fácil, a pesar de la multitud de fuentes de información disponible en la era de la Internet.

La información acerca de cómo detectar, diagnosticar y tratar el cáncer de próstata se encuentra disponible en muchos formatos, pero a veces resulta difícil realizar un seguimiento de ella. Cuando un artículo de un periódico informa acerca de nuevos y prometedores tratamientos que están siendo probados en el hospital de una prestigiosa universidad, pero no se informa si su aprobación es inminente ¿cómo se hace para saber más? Si sale en televisión que la FDA ha aprobado varios fármacos nuevos para utilizar en el tratamiento del cáncer de próstata ¿cómo se puede llegar a conocerlos y determinar cuál es el mejor? Una búsqueda en la red del término "cáncer de próstata" resultará en cientos, si no miles, de sitios web sobre temas que van desde estudios científicos de la biología molecular del cáncer, hasta historias inspiradoras sobre supervivientes del cáncer, incluyendo rumores, mitos y exageraciones aventuradas acerca de las causas del cáncer de próstata. ¿Cómo puede alguien, especialmente una persona que nunca pensó en el cáncer anteriormente y que esperó nunca tener que hacerlo, encontrar la lógica en todo esto?

La información que contiene este libro es una síntesis de las normas médicas actuales, consejos basados en mi experiencia como médica y un buen y anticuado sentido común. Escribí este libro para ayudar a los pacientes recientemente diagnosticados a entender dicho diagnóstico y para que conozcan algunas de las cosas que son de esperar que sucedan.

Pero por sobre todo, intento que los lectores entiendan que pueden y deben realizar preguntas, solicitar ayuda cuando lo necesiten y participar en forma activa en la toma de decisiones sobre sus tratamientos.

El libro se divide en siete partes. La parte 1 describe la anatomía de la próstata y sus funciones y habla sobre los signos de advertencia de enfermedades de la próstata. Las partes 2 a 4 describen qué sucede antes de comenzar el tratamiento de cáncer de próstata: los factores de riesgo, los procedimientos de detección, diagnóstico y las determinación de las etapas del cáncer de próstata. La parte 5 habla sobre opciones de tratamiento del cáncer de próstata y la parte 6 describe el tratamiento de algunas de las complicaciones que surgen con el mismo, entre ellas el dolor de huesos, la incontinencia y la disfunción eréctil. La Parte 7 aborda algunos de los problemas cotidianos que a menudo enfrentan los pacientes que padecen cáncer de próstata al lidiar con el diagnóstico, el tratamiento y las complicaciones. Se incluye un anexo de recursos para ayudar a los lectores a hallar información adicional.

El formato en preguntas y respuestas me pareció la manera más sensata de abordar algunas de las preguntas más comunes que formulan los pacientes reales. Naturalmente, no he podido incluir todas las posibles preguntas acerca del cáncer de próstata, ni tratar todos los temas tan detalladamente cómo me hubiera gustado. Aun así, he intentado presentar la mejor información disponible sobre muchos temas importantes, guiando al mismo tiempo a mis lectores para que puedan obtener fuentes de información de alta calidad y alentándolos para que realicen preguntas y busquen la asistencia de sus propios médicos. Espero que mis esfuerzos ayuden a algunos de los muchos hombres (y sus familias) que se enfrentarán al cáncer de próstata en los próximos meses y años.

Pamela Ellsworth, MD

Este libro está dedicado a los hombres que padecen cáncer de próstata y a sus familias, con quienes he tenido la oportunidad de trabajar durante los períodos de evaluación, tratamiento y seguimiento de dicha enfermedad, durante mis años de residencia y posteriores a la misma. También está dedicado a aquellos caballeros a quienes realizo pruebas de detección de cáncer de próstata. Estos individuos me han permitido tener una idea de la magnitud de esta enfermedad y sus efectos sobre la persona y su familia. Demasiado a menudo, nosotros, los cirujanos y médicos, perdemos de vista al individuo y a la familia, en nuestros intentos de "erradicar la enfermedad". A pesar de la prevalencia del cáncer de próstata, la controversia sobre su detección, la diversidad de las opciones de tratamiento y la posibilidad de que las opciones de tratamiento afecten de manera negativa la calidad de vida, ponen a la luz la necesidad de un enfoque del tratamiento del cáncer de próstata centrado en el individuo. Elegir entre las diferentes opciones de tratamiento, cada una con sus propios riesgos y beneficios, así como también el enfoque de "espera en observación" puede resultar algo abrumador en esta época de toma de decisiones dirigida por el paciente. Como médicos, es nuestra tarea educar a nuestros pacientes y a sus cónyuges o seres queridos, de manera que puedan tomar la decisión más apropiada. Aquellos quienes han compartido su ira, pesar, frustración, entusiasmo y alegría durante el proceso de diagnóstico, tratamiento y seguimiento, han puesto de manifiesto la necesidad de una comunicación profunda y personal. Es mi deseo que este libro ayude a los individuos diagnosticados o a los que presenten inquietudes respecto al cáncer de próstata, a resolver algunas de las preguntas que ellos, sus cónyuges o seres queridos puedan tener. También espero que los estimule a realizar dichas preguntas a sus médicos, sin importar lo triviales que puedan parecerles.

Desde que escribí las primeras tres ediciones de este libro, han surgido varios cambios importantes en la evaluación y el manejo del cáncer de próstata. Esta cuarta edición abordará estos importantes cambios, tales como la llegada de la prostatectomía robótica y los nuevos medicamentos para el tratamiento del cáncer de próstata resistente a la castración. También se están evaluando nuevas pruebas para la detección del cáncer de próstata, que se encuentran bajo investigación en la actualidad.

Quisiera agradecer al Dr. Steven Rous, por darme la oportunidad de descubrir cuán gratificante puede resultar la escritura y por ser un verdadero mentor. Un agradecimiento especial corresponde a Oliver Gill, por su disposición para escribir acerca de sus experiencias personales y a mis pacientes en estado avanzado de cáncer de próstata, quienes aceptaron compartir sus experiencias. Gracias también a Jones & Bartlett Learning por su voluntad de imprimir una cuarta edición para que los pacientes y sus familias pudieran seguir "actualizados" en lo que respecta a la evaluación y el manejo del cáncer de próstata. Por último, muchas gracias a Mary Stevens, lectora de la tercera edición, quien nos ayudó a editar el texto de esta cuarta edición y mejoró su utilidad para los legos en la materia.

Pamela Ellsworth, MD

PARTE UNO

Aspectos básicos

¿Qué es la glándula prostática y qué es lo que hace?

¿Las mujeres tienen glándula prostática y PSA?

¿Cuáles son los signos y síntomas de una próstata agrandada (ya sea por causas relacionadas con el cáncer o benignas)?

Más. . .

1. ¿Qué es la glándula prostática y qué es lo que hace?

La glándula prostática no es realmente una sola glándula, sino que está compuesta por un conjunto de glándulas que están cubiertas por una cápsula. Una **glándula** es una estructura o un órgano que produce una sustancia que se utiliza en otra parte del cuerpo. La glándula prostática se ubica debajo de la vejiga, rodea la **uretra** (el tubo a través del cual pasa la orina) y se ubica enfrente del recto. Dado que la próstata se ubica justo enfrente del recto, se puede examinar la cara **posterior** (trasera) de la próstata a través de una exploración rectal. El tamaño normal de la glándula prostática es aproximadamente el tamaño de una nuez (**Figuras 1** y **2**).

Glándula

Estructura u órgano que produce sustancias que afectan otras áreas del cuerpo.

Uretra

Conducto que conecta el cuello vesical con la punta del pene y a través del cual pasa la orina.

Posterior

Parte trasera o de atrás.

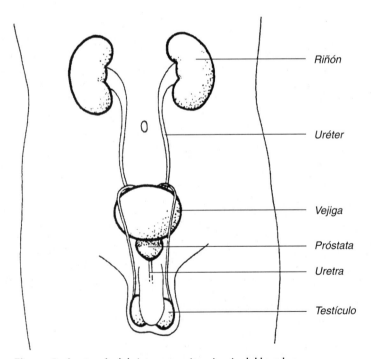

Figura 1 Anatomía del sistema genitourinario del hombre.

La glándula prostática se divide en varias **zonas**, o áreas. Estas divisiones se basan en las ubicaciones del tejido, pero también tienen importancia respecto del cáncer de próstata. Las diferentes zonas son las zonas de transición, la zona periférica y la zona central (**Figura 3**). En la mayoría de los cáncer de próstata, el tumor aparece en la zona periférica. En algunos casos, el tumor se ubica principalmente en la zona de transición, alrededor de la uretra o en dirección al abdomen. En el 85% de los casos, el cáncer de próstata es **multifocal**, lo que significa que se encuentra en más de un área de la próstata. El setenta por ciento de los pacientes con cáncer de próstata con un **nódulo palpable**, uno que se puede palpar mediante exploración rectal, tienen cáncer del otro lado también. Otra forma de describir la glándula prostática es dividirla en lóbulos: La próstata tiene cinco lóbulos: dos lóbulos laterales, un lóbulo medio, un lóbulo anterior y un lóbulo posterior. Se suele producir un agrandamiento **benigno** (no cancerígeno) de la próstata en los lóbulos laterales y también puede afectar el lóbulo medio.

ASPECTOS BÁSICOS

Zonas
Área de la próstata distinguida de áreas adyacentes.

Multifocal
Encontrado en más de un área.

Palpable
Capaz de sentirse durante un examen físico por un médico experimentado. En caso del cáncer de próstata, se refiere a una anormalidad de la próstata que se puede palpar durante el tacto rectal.

Benigno
Crecimiento que no es cancerígeno.

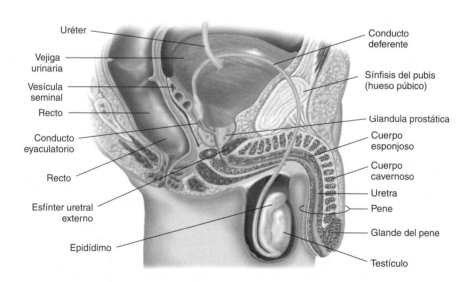

Figura 2 Anatomía del sistema genitourinario del hombre.

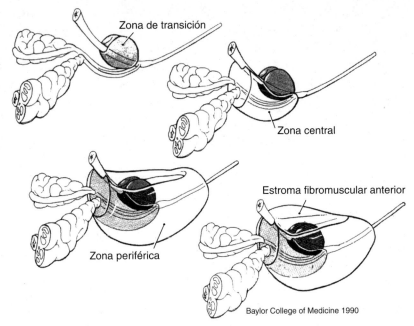

Figura 3 Zonas de la próstata.
Reimpreso con permiso de McNeal JE, Normal histology of the prostate, *Am J Surg Pathol* 1988;12(8):619–33.

La glándula prostática aporta sustancias con la eyaculación que actúan como nutrientes para el esperma. La glándula prostática tiene una gran cantidad de zinc. No es clara la razón por la cual es así, pero aparentemente ayuda a combatir infecciones.

Antígeno prostático específico (PSA)

Químico producido por tejido prostático benigno y cancerígeno. Los niveles tienden a ser más altos con el cáncer de próstata.

2. ¿Las mujeres tienen glándula prostática y PSA?

No, las mujeres no tienen glándulas prostáticas. Sin embargo, se pueden encontrar pequeñas cantidades de un químico típicamente producido por la próstata, **antígeno prostático específico (PSA, por sus siglas en inglés)**, en algunos tejidos y fluidos en mujeres, incluso en el tejido mamario normal, líquido mamario, tejido del cáncer de mama y otros tumores femeninos.

3. ¿Cuáles son los signos y síntomas de una próstata agrandada (ya sea por causas relacionadas con el cáncer o benignas)?

La glándula prostática en el hombre adulto tiene, normalmente, un tamaño entre 20 a 25cc^3 . Con el paso del tiempo, la glándula prostática puede crecer como resultado del agrandamiento benigno de la próstata, conocido como **hiperplasia prostática benigna (HPB**, o como resultado de un cáncer de próstata. El agrandamiento de la glándula prostática puede producir cambios en los síntomas urinarios; sin embargo, la gravedad de estos síntomas no se correlaciona con el tamaño de la próstata. De hecho, algunos hombres con próstatas levemente agrandadas (por ejemplo, 40 cc^3) pueden ser más sintomáticos que hombres con glándulas prostáticas muy agrandadas (> 100 cc^3). Los síntomas de una próstata agrandada son causados por la resistencia de la próstata a la salida de orina y por la respuesta de la vejiga a esta resistencia. Los síntomas comunes incluyen

HPB (Hiperplasia prostática benigna)
Agrandamiento no cancerígeno de la próstata.

- Levantarse por la noche a orinar una o más veces por noche (**nicturia**)
- Orinar con una frecuencia mayor a cada dos horas durante el día.
- Tener la sensación de querer orinar, pero cuando se intenta, lleva tiempo que la orina salga (**dificultad para orinar**)
- Hacer fuerza o pujar para que el chorro de orina comience a salir y/o para mantener el chorro.
- Lograr el goteo de orina cerca de completar la micción
- Un chorro de orina que se detiene y comienza durante la micción (**intermitencia**)
- Tener la sensación de vaciado incompleto después de la micción que uno cree que podría volver a orinar en poco tiempo

Nicturia
Despertarse de noche con el deseo de orinar.

Dificultad para orinar
Demora en el inicio del chorro de orina durante la micción.

Intermitencia
Incapacidad de completar la micción y el vaciado con una sola contracción de la vejiga. Una interrupción y un inicio del chorro de orina mientras se orina.

4. ¿Qué es el PSA? ¿Cuál es el valor normal del PSA?

PSA significa antígeno prostático específico. PSA es un químico producido por las células prostáticas normales y cancerígenas. El PSA no es producido en cantidades significativas por otras células del cuerpo; sin embargo, es producido por el tejido de la glándula salival en una concentración baja. Normalmente, solo una pequeña cantidad de PSA llega al torrente sanguíneo. Sin embargo, cuando la próstata se irrita, inflama o daña, como en la prostatitis y en el cáncer de próstata, se filtra PSA en el torrente sanguíneo con más facilidad, haciendo que el nivel de PSA en sangre sea más elevado. El rango normal oscila generalmente entre 0 y 4 ng/mL; sin embargo, en hombres más jóvenes se utiliza un rango menor. El rango normal para PSA varía con la edad y la raza. La combinación de PSA y una exploración rectal digital (ERD) es ideal para el examen de detección, y se han desarrollado tablas que evalúan el riesgo de cáncer de próstata en biopsia como una función de la edad, PSA y ERD (**Tabla 1**). Otros factores que predisponen a una biopsia (+) incluyen el volumen de la próstata, la lesión detectada mediante ultrasonido transrectal (TRUS, por sus siglas en inglés)

Tabla 1 Probabilidad de detectar cáncer de próstata en biopsia como una función de la edad, PSA, y EDR

PSA (ng/ml)	Edad < 50		Edad 51–60		Edad 61–70		Edad 71–80	
	EDR−	EDR+	EDR−	EDR+	EDR−	EDR+	EDR−	EDR+
< 2,5	9	37	12	39	15	42	20	44
2,6–4,0	9	41	12	42	16	44	20	47
4,1–6,0	10	41	14	44	17	47	22	48
6,1–10,0	11	—	15	48	19	50	25	42
10,1–20,0	13	55	19	54	25	58	31	60
> 20,0	22	82	45	74	43	81	59	8

un 95% de CI entre un 2 y un 12%

Reimpreso de *Urology*, Vol. 57, No. 6, Potter SR et al, Age, prostate-specific antigen, and digital rectal examination as determinants of the probability of having prostate cancer, pp. 1100–4, Copyright 2001, con permiso de Elsevier.

y la escala de puntuación baja de los síntomas establecida por la Asociación Americana de Urología (AUA, por sus siglas en inglés) (< 7).

Una vez obtenido un PSA normal de base, el número real se vuelve menos importante y la tasa de cambio del PSA se vuelve más importante con el paso del tiempo.

5. ¿Qué es PSA libre : total?

El PSA puede adquirir dos formas en el torrente sanguíneo: El PSA que está unido a químicos (proteínas) es **PSA ligado**, y PSA que no está unido a proteínas se denomina **PSA libre**. Se mide la cantidad de cada forma y se calcula una relación entre el PSA libre y el PSA libre más ligado (o total). Cuanto mayor es el número, menor es la posibilidad de que haya cáncer de próstata. Un valor de PSA libre mayor a un 14 a 25% sugiere que la presencia de cáncer de próstata es menos probable. Esta relación puede ser útil en personas con niveles de PSA levemente elevados en el rango de 4 a 10 ng/mL respecto de los cuales el médico tiene que decidir si realizar una biopsia prostática o no.

PSA ligado

PSA ligado a las proteínas en el torrente sanguíneo.

PSA libre

PSA presente que no está ligado a proteínas. Se suele expresar como una relación entre PSA libre y PSA total en términos de porcentaje, que resulta ser PSA libre dividido por PSA total × 100.

6. ¿Qué produce una elevación del PSA?

Todo aquello que irrite o inflame la próstata puede aumentar el PSA, como por ejemplo, una infección del tracto urinario, cálculos en la próstata, un catéter urinario o una cistoscopía reciente (una exploración de la vejiga a través de un instrumento tipo telescopio específico), una biopsia prostática reciente o cirugía prostática. Las relaciones sexuales pueden aumentar el PSA hasta un 10% y una exploración rectal intensa o masaje prostático antes de realizar un análisis de sangre para PSA también puede aumentar el PSA. El agrandamiento prostático benigno (HPB) también puede aumentar el PSA dado que hay más células prostáticas, y por ende se produce más PSA.

La hiperplasia prostática benigna tiende a producir menos PSA que el cáncer de próstata; por lo tanto, con HPB la densidad del PSA (la cantidad de PSA/volumen prostático) es menor que con el cáncer de próstata. Dado que la glándula prostática puede continuar creciendo a medida que envejecemos, el PSA puede aumentar levemente de un año a otro, reflejando este crecimiento. Algunos sostienen que el PSA no debería cambiar más de 0,7 ng/mL por año o en un 20% respecto del nivel anterior si el aumento es secundario a un crecimiento benigno de la próstata. Un estudio realizado en 2006 mostró que los hombres con una velocidad del PSA mayor a 0,35 ng/mL por año tenían un riesgo relativamente más alto de morir de cáncer de próstata que los hombres con una velocidad del PSA menor a 0,35 ng/mL por año. (Carter HB, Ferrucci L, Kettermann A et al. Detección de cáncer de próstata potencialmente letal con una velocidad de antígeno prostático específico durante una ventana de curación. *Journal of the National Cancer Institute*. 2006;98(2):1521–27.) La tasa de cambio en el PSA durante un período de tiempo se denomina **velocidad del PSA**.

Velocidad del PSA

Índice de cambio del PSA durante un período de tiempo (cambio en PSA/cambio en tiempo).

7. ¿Existen medicamentos que pueden afectar el PSA? ¿La terapia con testosterona produce un aumento del PSA?

Sí, algunos medicamentos pueden afectar el PSA. La finaesterida (Proscar), un medicamento utilizado para reducir la próstata en hombres con agrandamiento prostático benigno, disminuye el PSA en hasta un 50%. Esta disminución en el PSA se produce de manera previsible sin importar el nivel de PSA inicial. Se deberían evaluar los aumentos sostenidos en el PSA mientras toma Proscar (siempre que tome Proscar regularmente). El porcentaje de PSA libre (la cantidad de PSA libre ÷ la cantidad de PSA total) no disminuye significativamente con Proscar y debería permanecer estable mientras esté tomando Proscar. Otros medicamentos que pueden disminuir la cantidad de testosterona producida por los testículos, como ketoconazol, pueden disminuir el PSA. Disminuir la cantidad de testosterona puede reducir el tejido prostático benigno o cancerígeno. La testosterona se descompone en el cuerpo como un químico, dihidrotestosterona, el cual es responsable de estimular el crecimiento de la próstata. Por lo tanto, la incorporación de testosterona puede estimular el crecimiento de células prostáticas normales y posiblemente células de cáncer de próstata. Dado que las células prostáticas normales producen PSA, no es poco razonable esperar que un aumento en las células normales presentes en la próstata derive en un aumento del PSA. El cáncer de próstata está compuesto por células sensibles a las hormonas y no sensibles a las hormonas. Las células no sensibles a las hormonas crecen independientemente de la disponibilidad de la testosterona o sus productos de fragmentación, mientras que las células sensibles a las hormonas parecen depender de la hormona masculina para crecer. Por lo tanto, la incorporación de testosterona puede afectar el crecimiento de estas células sensibles a las hormonas. No se ha demostrado que la terapia con testosterona impulse el desarrollo de cáncer de próstata.

Varios estudios han evaluado el efecto de la terapia de reemplazo de testosterona (TRT) en el nivel del PSA; en promedio, hombres con **TRT** tendrán un aumento asociado del PSA de 0,30 ng/mL/yr y los hombres mayores tendrán un aumento de 0,43 ng/mL/yr. (Bhasin S, Singh AB, et al. Control de los riesgos de una enfermedad prostática durante la terapia de reemplazo de testosterona en hombres mayores; recomendaciones para el plan de supervisión estandarizado. *J Andrology* 2003;24:299–311.)

TRT

Terapia de reemplazo de testosterona

8. ¿Hay algo especial que debería hacer si realizo una terapia con testosterona?

Existe un riesgo teórico de que la terapia con testosterona puede causar el desarrollo de cáncer de próstata no detectado; por lo tanto, debería realizarse una exploración rectal digital y controlar su nivel de PSA con más frecuencia, cada seis meses en lugar de un año. Si se produce un aumento significativo en su PSA o un cambio en su exploración rectal mientras está en terapia con testosterona, debería interrumpir la testosterona y debería realizarse una biopsia de próstata transrectal guiada por ecografía (TRUS). Algunos médicos clínicos recomiendan realizar una biopsia prostática en un paciente bajo terapia de reemplazo de testosterona con un aumento anual del PSA de 1,0 ng/ml o más. Si el PSA aumenta entre 0,7 y 0,9 ng/ml en 1 año, repita el PSA en 3 a 6 meses y realice una biopsia si hay otro aumento.[1]

9. ¿Puedo realizarme la prueba de PSA en cualquier centro?

Es mejor que realice la prueba en el mismo laboratorio cada vez, dado que los laboratorios pueden utilizar distintas formas de análisis del PSA. La prueba de PSA, PSA Hybritech Tandem-R, puede detectar PSA a un nivel de 0,1 ng/mL, mientras que algunas pruebas nuevas de PSA como Abbott IMx, Yang Proscheck, y Diagnostic Products Immulite, pueden detectar PSA a niveles entre 0,01 y 0,04 ng/mL. Para minimizar la variabilidad de laboratorio y evitar ansiedad innecesaria, repetición de análisis de sangre, o biopsia, es mejor que

---

[1] (Rhodes EL, Morgentaler A. Risks of testosterone-replacement therapy and recommendations for monitoring. *NEJM* 2004; 350: 482–92)

se realice la prueba de PSA en el mismo laboratorio todos los años.

10. ¿Existen otros marcadores para el cáncer de próstata?

El antígeno temprano de cáncer de próstata (EPCA, por sus siglas en inglés) y EPCA-2 han demostrado ser marcadores a base de plasma para el cáncer de próstata. Se encuentra EPCA en la próstata y representa un "efecto de campo" asociado con el cáncer de próstata, mientras que EPCA-2 únicamente se encuentra en el tejido del cáncer de próstata, pero puede llegar al plasma, la parte líquida de la sangre, permitiendo su detección mediante un análisis de sangre. En estudios preliminares, EPCA-2 ha podido identificar hombres con cáncer de próstata y niveles de PSA normales (> 2,5 ng/ml). Sin embargo, estos datos son preliminares y se necesitan otros estudios para validar la sensibilidad y especificidad de estos marcadores.

PCA 3 (gen del cáncer de próstata 3) está sobreexpresado en las células del cáncer de próstata. Su producto puede ser medido en muestras de orina obtenidas con posterioridad a un exploración rectal digital (ERD). La sensibilidad y la especificidad del PCA 3 varían considerablemente de acuerdo con el umbral utilizado: se sugiere un umbral de 25 para un ensayo de PCA 3 recientemente aprobado. PCA 3 es aprobado para uso en hombres de 50 años de edad o mayores que se han sometido a una o más biopsias anteriores con resultado negativo, pero no tenían un hallazgo de células acinares pequeñas atípicas en la biopsia más reciente.

La University of Michigan Mlabs ofrece la nueva prueba Mi-Prostate (MiPS), la cual incorpora niveles de PSA en sangre y dos marcadores moleculares específicos para cáncer de próstata en una puntuación final. Los dos marcadores de orina están relacionados con ARN del gen PCA 3 que es sobrereactivo en un 95% de los cáncer de próstata y el segundo marcador es ARN compuesto de 2 genes (TMPRSS2 y Erg) que se fusionan de manera anormal. La presencia de este ARN de fusión en la orina del hombre es ultraespecífica para cáncer de próstata.[2]

---

[2] www.news-medical.net/news/20130927

PARTE DOS

Cáncer de próstata

¿Qué es el cáncer de próstata?

¿Cuán frecuente es el cáncer de próstata?

¿Cuáles son los factores de riesgo del cáncer de próstata y quiénes están en riesgo de padecerlo? ¿Existe algo que disminuya el riesgo de desarrollar cáncer de próstata?

Más. . .

11. ¿Qué es el cáncer de próstata?

El cáncer de próstata es un crecimiento maligno de las células glandulares de la próstata. Nuestro cuerpo se compone de miles de millones de **células**; son las unidades más pequeñas del cuerpo. Normalmente, cada célula funciona durante un tiempo, luego muere y se la reemplaza de manera organizada. Esto hace que exista la cantidad adecuada de células presentes para llevar a cabo funciones celulares necesarias. Algunas veces, puede que ocurra un reemplazo descontrolado de células, haciendo que las mismas no se organicen como lo hacían anteriormente. A este crecimiento celular anormal se lo conoce como un **tumor**. Los tumores pueden ser benignos (no cancerosos), o malignos (cancerosos). El **cáncer** es un crecimiento anormal de células y un desorden en el que las "células cancerígenas" pueden crecer sin los controles y límites normales. Una **neoplasia maligna** es un crecimiento canceroso que posee el potencial de diseminarse y ocasionar daños en otros tejidos del cuerpo o inclusive llevar a la muerte. Los cánceres pueden diseminarse localmente a los tejidos circundantes, o las células cancerosas pueden desprenderse del tumor e ingresar a los fluidos corporales, tales como la sangre y la linfa y así dispersarse hacia otras partes del cuerpo. La **linfa** es un fluido casi transparente que drena residuos provenientes de las células. Este fluido se traslada por los vasos hacia los **ganglios linfáticos**, pequeñas estructuras en forma de frijoles que filtran del fluido sustancias indeseadas, tales como células cancerosas y bacterias. Los ganglios linfáticos pueden llenarse con células cancerosas.

Como la mayoría de los demás cánceres, el cáncer de próstata no es contagioso.

Célula

La unidad del cuerpo más pequeña. Los tejidos del cuerpo están compuestos por células.

Tumor

Crecimiento anormal de tejido que puede ser canceroso o no canceroso (benigno).

Cáncer

Crecimiento anormal y descontrolado de células en el cuerpo que se puede diseminar, dañar áreas del cuerpo y ocasionar la muerte.

Neoplasia maligna

Crecimiento descontrolado de células que pueden esparcirse a otras zonas del cuerpo y causar la muerte.

Linfa

Un fluido claro presente en todo el cuerpo. La linfa ayuda a combatir infecciones.

Ganglio(s) linfático(s)

Glándulas pequeñas con forma de frijol que se hallan en todo el cuerpo. La linfa pasa a través de los ganglios linfáticos, que filtran bacterias, células cancerosas y químicos tóxicos.

12. ¿Cuán frecuente es el cáncer de próstata?

Existen más de 100 tipos diferentes de cánceres. En los Estados Unidos, un hombre tiene un 50% de posibilidades de desarrollar algún tipo de cáncer a lo largo de su vida. En los hombres estadounidenses (sin contar el cáncer de piel), el cáncer de próstata es el tipo más común que padecen. Se calcula que aparecerán 238.590 casos nuevos de cáncer de próstata en los Estados Unidos durante 2013 (**Tabla 2**). Las tasas de cáncer de próstata en afroamericanos son significativamente más altas.

El cáncer de próstata es la segunda causa principal de muerte por cáncer en los hombres. Se calcula que causará 29.720 muertes durante 2013. Las tasas de mortalidad del cáncer de próstata han estado disminuyendo desde los años 90, con una disminución más rápida en los afroamericanos que en los hombres de raza blanca (**Figura 4**).

Tabla 2 Estadísticas sobre cáncer en hombres en los Estados Unidos, 2013

Localización del cáncer	Porcentaje estimado de todos los nuevos diagnósticos de cáncer	Cantidad estimada de casos nuevos
Próstata	28%	238.590
Pulmones y bronquios	14%	118.080
Colon y recto	9%	73.860

Datos del año 2013 de la American Cancer Society, Inc. Surveillance Research. Datos e imágenes sobre el cáncer. www.cancer.org/acs.

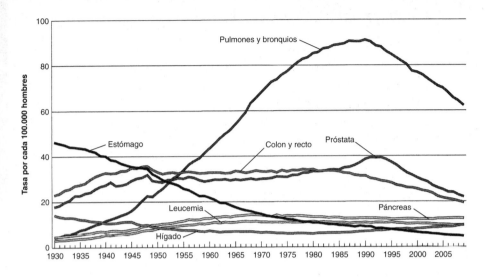

Figura 4 Tasas de mortalidad por cáncer ajustadas por edad,* hombres según su ubicación, EE.UU., 1930–2010.

* Por cada 100.000, ajustadas por la edad hasta la población normal del año 2000 en los EE.UU.

Nota: Debido a los cambios en la codificación ICD, la información del numerador ha cambiado a lo largo del tiempo. Las tasas para el cáncer de hígado, pulmones y bronquios y colon y recto se han visto afectadas por dichos cambios.

Datos tomados del US Mortality Data, 1960 to 2010, US Mortality Volumes, 1930 to 1959, National Center for Health Statistics, Centers for Disease Control and Prevention, 2014. American Cancer Society. *Datos e imágenes sobre el cáncer 2014*. Atlanta: American Cancer Society, Inc.

American Cancer Society. *Datos e imágenes sobre el cáncer 2014*. Atlanta: American Cancer Society, Inc.

13. ¿Cuáles son los factores de riesgo del cáncer de próstata y quiénes están en riesgo de padecerlo? ¿Existe algo que disminuya el riesgo de desarrollar cáncer de próstata?

En teoría, todos los hombres se encuentran en riesgo de desarrollar cáncer de próstata. La prevalencia del cáncer de próstata aumenta con la edad y este aumento con la edad es mayor para el cáncer de próstata que para cualquier otro tipo de cáncer.

Básicamente, cada diez años luego de cumplir los 40, la incidencia del cáncer de próstata casi se duplica, siendo el riesgo de 10% para los hombres que se encuentran en sus 50, aumentando al 70% para aquellos en sus 80. Sin embargo, en la mayoría de los hombres mayores, el cáncer de próstata no se desarrolla lo suficientemente rápido como para ocasionar problemas; muchos de ellos mueren por otras causas que no se identifican como cáncer de próstata antes de su fallecimiento.

El cáncer de próstata es 66% más común entre afroamericanos y es doblemente probable que resulte fatal en este grupo racial que en los caucásicos. Sin embargo, los hombres de raza negra en África ostentan una de las menores tasas de cáncer de próstata del mundo. Los descendientes de hombres asiáticos que viven en los Estados Unidos, tienen tasas de cáncer de próstata más bajas que los caucásicos, pero más altas que los mismos hombres asiáticos que viven en sus países nativos. Japón pareciera gozar de la tasa de mortalidad más baja de cáncer de próstata comparado con Suiza, que sufre la más alta.

El cáncer de próstata se relaciona con las hormonas sexuales. Los hombres a quienes se les han extirpado los testículos (**castración**) a edad temprana, raramente desarrollan cáncer de próstata. Existe una correlación entre el cáncer de próstata y niveles altos de testosterona. No parece haber una correlación clara entre el tamaño corporal y el riesgo de padecer cáncer de próstata; sin embargo, los hombres con cáncer de próstata que han ganado peso a comienzos de su adultez tienden a padecer cánceres más agresivos. El tabaquismo no parece incrementar su riesgo de padecer cáncer; aun así, los fumadores tienden a padecer cánceres más agresivos que los no fumadores. La actividad física pareciera disminuir el riesgo de padecer cáncer de próstata.

Castración

La extirpación de ambos testículos.

Los efectos de la vasectomía sobre el cáncer de próstata no son claros. Algunos estudios han demostrado un riesgo aumentado de padecer cáncer de próstata con la vasectomía, pero estos individuos tienden a tener cáncer de próstata de menor grado y etapa, que se encuentra asociado con un mejor pronóstico. Otros estudios no han podido confirmar un riesgo mayor de padecer cáncer de próstata luego de la vasectomía. La **vasectomía** es un procedimiento quirúrgico menor de esterilización, en cual se cortan, fijan, atan o cauterizan los **conductos deferentes** (el ducto espermático) de modo que no pueda volver a reconectarse. La vasectomía no afecta la producción de testosterona o la liberación de la misma desde los testículos hacia el torrente sanguíneo; solamente impide que el esperma salga del testículo. Los actuales conocimientos médicos sostienen que la vasectomía no aumenta el riesgo de padecer cáncer de próstata.

Parece haber un riesgo mayor de cáncer de próstata en los veteranos de guerra que se han visto expuestos al **agente naranja**.

Factores dietarios (ver pregunta 17) y genéticos (hereditarios, ver pregunta 16) pueden también tener un papel en el riesgo de desarrollar cáncer.

La Calculadora de riesgo de padecer cáncer de próstata se diseñó como una herramienta para ayudar a identificar el riesgo que se tiene de padecer dicho cáncer. La calculadora puede utilizarse para hombres de 50 años o más, sin ningún diagnóstico previo de cáncer de próstata y con resultados de ERD y PSA de menos de 1 año de antigüedad. La calculadora también puede utilizarse para hombres que estén pasando por el proceso de detección de cáncer de próstata mediante el PSA y la ERD, según lo desarrolló el Ensayo de prevención de cáncer de próstata. La calculadora está diseñada para brindar una evaluación preliminar del riesgo de padecer cáncer de próstata si se ha realizado una biopsia de la próstata. Puede encontrar la calculadora de

Vasectomía

Un procedimiento en el cual se cortan y atan, fijan o cauterizan los conductos deferentes para evitar la salida de esperma desde los testículos. Hace que el hombre se convierta en estéril.

Conductos deferentes

Un túbulo pequeño que conecta los testículos con la uretra a través de la cual pasa el esperma.

Agente naranja

Un herbicida que contiene pequeñas cantidades de una dioxina química tóxica, que fue utilizado durante la guerra de Vietnam para defoliar tierras forestales.

riesgo de padecer cáncer de próstata en línea, ya sea haciendo una búsqueda en Google de "calculadora de riesgo de padecer cáncer para cáncer de próstata" o ingresando en el sitio web del Instituto Nacional del Cáncer y buscar la red de investigación de detección temprana.

Un estudio reciente, titulado "Ensayo de prevención del cáncer de próstata (PCPT, por sus siglas en inglés), demostró que la finasterida (Proscar), en una dosis de 5 mg/día, disminuye la probabilidad de desarrollar cáncer de próstata en un 25% comparada con placebo (píldora inocua). Además, la finasterida disminuyó el riesgo de neoplasia intraepitelial prostática de grado alto (PIN, por sus siglas en inglés - que puede ser un precursor del cáncer de próstata) en aproximadamente el mismo porcentaje. Los efectos secundarios de la finasterida incluyen la disminución del deseo sexual, impotencia y un volumen de eyaculación menor (www.cancer.gov/cancertopics/factsheet/pcptqa).

Los resultados del ensayo Reducción de cáncer de próstata con dutasterida (REDUCE, por sus siglas en inglés), demostró que el inhibidor de la 5-alfa reductasa, dutasterida, en dosis de 0,5 mg por día, disminuyó el riesgo relativo de aparición de cáncer de próstata en un 23% comparado con el placebo. Además, el riesgo se vio sustancialmente disminuido en cuanto a la cantidad de tumores de grado alto, sin existir ningún aumento en la incidencia comparado con el placebo.

Los hombres asintomáticos con un PSA menor o igual a 3,0 ng/ml que regularmente se someten a análisis de PSA o que se anticipan a realizarse una detección anual de PSA para la detección temprana del cáncer de próstata, pueden verse beneficiados por una discusión de, tanto los beneficios del uso de los inhibidores de 5-alfa reductasa durante 7 años para la prevención del cáncer de próstata, como los riesgos potenciales (aumento de 2 a 4% informado de disfunción eréctil y ginecomastia [pechos agrandados y/o dolorosos], y disminución del volumen de la eyaculación en aquellos que recibieron finasterida en el estudio, comparados con aquellos que recibieron placebo) (www.auanet.org/content/guidelines -and-quality-care/clinical-guidelines/main-reports/ pcredinh.pdf).

La obesidad se encuentra asociada con un riesgo aumentado de cáncer de próstata. Algunos estudios han demostrado que la obesidad se encuentra asociada con un mayor ricsgo de padecer cáncer de próstata más avanzado y de muerte a causa de dicho cáncer.

El tabaquismo y la inflamación/infección de la próstata no parecen aumentar el riesgo de padecer cáncer de próstata.

14. Tengo un miembro de mi familia que padece cáncer de próstata. ¿Me encuentro en riesgo?

En ciertos casos, parece ser que el riesgo de padecer cáncer de próstata se hereda entre los hombres de la misma familia. Cuanto más joven es el miembro de la familia al que se le diagnostica cáncer de próstata, mayor es el riesgo de que sus parientes masculinos padezcan cáncer de próstata a edad más temprana. El riesgo también aumenta con la cantidad de parientes afectados por este tipo de cáncer (**Tabla 3**).

Tabla 3 Riesgo relativo de cáncer de próstata teniendo parientes afectados

Edad del comienzo (Años)	Parientes adicionales afectados más allá de los parientes en primer grado	Riesgo relativo
70	Ninguno	1,0
60	Ninguno	1,4
50	Ninguno	2,0
70	Uno o más	4,0
60	Uno o más	5,0
50	Uno o más	7,0

Reimpreso con el permiso de *J Urol*, Vol. 150, Carter BS et al, The first characterization of hereditary prostate cancer, pp. 797–802, Copyright the American Urological Association 1993.

15. Tengo hijos. ¿Se encuentran ellos en riesgo de padecer cáncer de próstata y, de ser así, a qué edad deben comenzar a realizarse análisis?

Si, existe un riesgo mayor para todos aquellos parientes varones, entre ellos, hermanos, hijos, primos y sobrinos. El riesgo de sus hijos varía con la edad en la que se le detectó el cáncer a usted. Cuanto más joven haya sido usted al momento del diagnóstico, mayor es el riesgo para sus hijos. Si usted tenía 72 años de edad o más en el momento en el que se le diagnosticó cáncer de próstata, entonces el riesgo para sus hijos probablemente no sea mayor al del riesgo de la población en general.

La evaluación de sus hijos debería comenzar a la edad de 40 años y deberá realizárseles una exploración rectal digital junto con un análisis de PSA, procedimientos que deben repetirse anualmente a partir de entonces. También le puede resultar útil a sus hijos realizar algunos cambios dietarios y en el estilo de vida que resulten preventivos (ver pregunta 17).

La evaluación de sus hijos debería comenzar a la edad de 40 años y deberá realizárseles una exploración rectal digital junto con un análisis de PSA, procedimientos que deben repetirse anualmente a partir de entonces.

16. ¿Existen genes que pongan a las personas en riesgo de padecer cáncer de próstata?

Se supone que el 9% de los cánceres de próstata y más del 40% de los cánceres de próstata que padecen los hombres más jóvenes se relacionan con causas genéticas. Las anomalías de los genes de los cromosomas I y el cromosoma X, se asocian con un mayor riesgo de padecer cáncer de próstata. Uno de estos genes, el gen HPC1, parece ocasionar cerca de un tercio de todos los casos heredados de cáncer de próstata. También parece haber un gen transportado por el cromosoma X (el cromosoma que la madre le transmite al hijo varón) que puede aumentar el riesgo de padecer cáncer de próstata. El riesgo aumentado de padecer cáncer de próstata relacionado con el cromosoma X, puede, sin embargo, tener un papel en la identificación de una mayor incidencia del cáncer de próstata en pacientes masculinos de mujeres que padecen cáncer de mamas.

Nucleótido

Uno de varios compuestos que consisten en un nucleósido combinado con un grupo de fosfato, que forman los componentes básicos del ADN y del ARN.

Los polimorfismos de un solo **nucleótido** (PSN, por sus siglas en inglés) en cinco regiones cromosómicas, tres en 8q24 y uno cada uno en 17q12 y 17q24.3, se han asociado con el cáncer de próstata.

Los cambios en los genes BRCA1 y BRCA2 pueden aumentar el riesgo de padecer cáncer de próstata en hombres y se encuentran asociados con un riesgo aumentado de padecer cáncer de mama y ovarios en las mujeres.

17. ¿Cómo afecta la dieta mi riesgo de padecer cáncer de próstata?

Ningún estudio sobre dietas ha probado que la dieta y la nutrición pueden ocasionar o prevenir el cáncer de próstata. Sin embargo, muchos estudios que observan la ingesta dietaria y el cáncer, sugieren que puede existir alguna asociación.

Pareciera que los hombres que ingieren gran cantidad de carnes rojas o productos lácteos altos en grasa, tienen un riesgo levemente mayor de padecer cáncer de próstata. Tienden a consumir menos frutas y vegetales. No resulta claro si el aumento del riesgo se relaciona con el aumento en el consumo de carnes rojas o productos lácteos altos en grasa o con la disminución del consumo de frutas o vegetales.

El aumento de la ingesta de calcio puede conducir a un aumento del riesgo del cáncer de próstata, de manera similar, los lácteos pueden presentar un aumento del riesgo de padecer cáncer de próstata. No se ha demostrado el riesgo con una ingesta normal de calcio.

Los datos que observan una asociación con los niveles séricos de vitamina D y el cáncer de próstata resultan contradictorios. La ingesta diaria de vitamina D no parece proteger ante el cáncer de próstata, sin embargo, un estudio sí probó una reducción del riesgo en un 40% en hombres que toman > 600 IU de suplemento de vitamina D, comparados con aquellos que no toman dichos suplementos. Los altos niveles de fructosa, una variedad de azúcar, pueden estar asociados con un riesgo menor de padecer cáncer de próstata. Se ha demostrado en algunos estudios que el licopeno, un carotenoide (químicos que le dan un color naranja, rojo o amarillo a las plantas), disminuye el riesgo de padecer cáncer de próstata. Se encuentran niveles altos de licopeno en los tomates y solamente resulta benéfico si uno consume tomates cocidos, como salsa de tomate y no jugo de tomate. Se necesitan más estudios para determinar el verdadero impacto de dichos factores dietarios sobre el riesgo de padecer cáncer de próstata.

Se pensaba que el selenio y la vitamina E disminuían potencialmente el riesgo de padecer cáncer de próstata. Aun así, un ensayo clínico en > 35.000 hombres, el Ensayo de prevención de cáncer con selenio y vitamina E (SELECT, por sus siglas en inglés), halló que los suplementos de dichos elementos ingeridos solos o en conjunto durante un promedio de 5 años, no previno el cáncer de próstata y que inclusive pueden resultar dañinos para algunos hombres.

18. ¿Los afroamericanos se encuentran en un riesgo mayor de padecer cáncer de próstata?

Los hombres de raza negra tienen más probabilidades de padecer cáncer de próstata a edad más temprana y a menudo padecen un cáncer más agresivo. De todos los grupos étnicos del mundo, los hombres afroamericanos tienen la tasa más alta de cáncer de próstata. No se conoce la razón de esto. Por tener un riesgo mayor, los hombres afroamericanos deben comenzar los análisis de detección de cáncer de próstata a edades más tempranas que los hombres caucásicos. (ver pregunta 28).

Los hombres de raza negra tienen más probabilidades de padecer cáncer de próstata a edad más temprana y a menudo padecen un cáncer más agresivo.

19. ¿Cuáles son los signos de advertencia del cáncer de próstata?

El cáncer de próstata no genera signos de advertencia típicos en su cuerpo. A menudo crece muy lentamente y, algunos de los síntomas relacionados con el agrandamiento de la próstata son típicos del agrandamiento no canceroso de la próstata, conocido como hiperplasia prostática benigna (HPB).

En etapas más avanzadas de la enfermedad, puede que usted sufra de fatiga, pérdida de peso y dolores generalizados.

Cuando la enfermedad se ha dispersado a los huesos, puede ocasionar dolor en los mismos. El dolor óseo puede presentarse en diferentes formas. En algunos hombres, puede causar un dolor continuo, mientras que en otros, el mismo puede ser intermitente. Puede permanecer confinado a una zona particular del cuerpo o cambiar de ubicación por todo el cuerpo; puede ser variable durante el día y responder en forma diferente ante el reposo y la actividad. Si existe una debilitación significativa del/de los hueso/s, esta puede provocar fracturas (quiebres en el hueso). Los lugares más comunes donde ocurre la metástasis a los huesos son las caderas, la espalda, las costillas y los hombros. Algunos de estos lugares, también son ubicaciones comunes donde afecta la artritis, por tanto, la presencia de dolor en cualquiera de estas zonas, no quiere decir que se trate de cáncer de próstata.

Si el cáncer de próstata se dispersa localmente a los ganglios linfáticos, por lo general no ocasiona ningún síntoma. En raras ocasiones, si existe una afectación extensa de los ganglios linfáticos, puede haber hinchazón en las piernas.

En pacientes con cáncer avanzado que se ha dispersado a la espina dorsal, puede haber parálisis, si es que los nervios se ven comprimidos ya sea a causa del colapso de la misma espina o a que el tumor crece en ella.

Si el cáncer de próstata crece en el piso (parte inferior) de la vejiga, o si una gran cantidad de cáncer se encuentra presente en los ganglios linfáticos pélvicos, puede presentarse obstrucción de uno o ambos uréteres (los túbulos que drenan la orina de los riñones hacia la vejiga). Los signos y síntomas de una obstrucción uretral incluyen la disminución del volumen de orina, la desaparición del volumen de orina si es que ambos **uréteres** se encuentran bloqueados, dolor de espalda, náusea, vómitos y posible fiebre, si se desarrollan infecciones.

Uréteres

Túbulos que conectan los riñones con la vejiga, a través de los cuales pasa la orina hacia esta última.

Por lo general, la sangre en la orina y en la eyaculación no se relaciona con el cáncer de próstata; sin embargo, si se encuentra presente, usted debe realizarse una evaluación urológica.

En individuos con una enfermedad metastásica extendida, pueden presentarse problemas de hemorragias. Además, los pacientes que padecen cáncer de próstata pueden desarrollar anemia. La anemia puede relacionarse con un tumor extenso en el hueso, la terapia hormonal o el tiempo durante el que ha padecido el cáncer. Como el recuento sanguíneo tiende a bajar lentamente, puede que usted no presente ningún síntoma de anemia. Algunos individuos con una anemia muy significativa pueden experimentar debilidad, hipotensión ortostática (baja de la tensión arterial cuando se ponen de pie), mareos, falta de aliento y la sensación de estar enfermo y cansado. Los síntomas de la enfermedad avanzada y los tratamientos para la misma se enumeran en la **Tabla 4**.

20. ¿Qué ocasiona el cáncer de próstata?

Se desconocen las causas exactas del cáncer de próstata. El cáncer de próstata puede desarrollarse a causa de cambios en los genes. Las alteraciones en los andrógenos (hormona masculina) relacionadas con los genes han sido relacionadas con un mayor riesgo de padecer cáncer. Las alteraciones genéticas pueden ser ocasionadas por factores ambientales, como la dieta. Cuanto más anormal sea el gen, mayor es la probabilidad de desarrollar cáncer de próstata. En casos raros, se puede heredar el cáncer de próstata. En dichos casos, el 88% de los individuos padecerán cáncer de próstata a la edad de 85 años. Los hombres que tienen un gen particular, la mutación del cáncer de mama (**BRCA1**), tienen un riesgo tres veces mayor de desarrollar cáncer de próstata que el resto de los hombres. Los cambios en un cromosoma determinado,

BRCA1

Gen que puede aumentar el riesgo de padecer cáncer de próstata.

Tabla 4 Estrategias comunes de tratamiento dirigidas a los síntomas para el cáncer de próstata avanzado

Síntoma	Tratamiento

Dolor óseo	• Irradiación
	  – Metástasis localizada: haces externos
	  – Metástasis generalizada: irradiación corporal total
	  – Infusión intravenosa: rad 223
	• Bifosfonatos
	  – Ácido zoledrónico, alendronato, neridronato
	• Inhibidor del ligando RANK (denosumab) para la prevención de sucesos relacionados con el esqueleto
	• Esteroides
	  – Prednisona por vía oral
	• Quimioterapia
	  – Tratamiento con taxanos
	• Analgésicos
	  – AINE
	  – Agentes narcóticos

Fractura ósea	• Inhibidor del ligando RANK (denosumab) para la prevención de sucesos relacionados con el esqueleto • Estabilización quirúrgica
Obstrucción de la vejiga	• Tratamiento hormonal • Prostatectomía transuretral • Resecciones transuretrales de citorreducción repetidas • Irrigación con alumbre • Intervención uretral con catéter con balón ($\leq$ 24 hr) • Cirugía
Obstrucción uretral	• Tratamiento endocrino • Radioterapia • Nefrostomía percutánea • Stents uretrales permanentes
Compresión de la médula espinal	• Esteroides por vía oral o intravenosa • Laminectomía posterior • Radioterapia
Coagulación intravascular diseminada (CID)	• Heparina y ácido-aminocaproico (EACA, por sus siglas en inglés) intravenosos • Suplementación (p.ej., plaquetas, transfusión de sangre, crioprecipitado)
Anemia	• Suplementación con hierro y vitaminas • Estimulantes de la médula ósea (p.ej., eritropoyetina) • Tratamiento de transfusión
Edema	• Medias o botas de compresión • Elevación de la pierna • Diuréticos

EACA = ácido-aminocaproico épsilon; AINE = fármacos antiinflamatorios no esteroideos.

Reimpreso de *Urology*, Vol. 54, No. 6, Smith JA et al, Complications of advanced prostate cancer, pp. 8–14, Copyright 1999, con permiso de Elsevier.

el p53, en el cáncer de próstata, se encuentran asociados con un cáncer de próstata agresivo de grado alto.

21. ¿Qué ocasiona el crecimiento del cáncer de próstata?

El cáncer de próstata, de manera similar al cáncer de mama, es sensible a las hormonas. El crecimiento del cáncer de próstata se ve estimulado por las hormonas masculinas, testosterona y dihidrotestosterona (un químico que produce el cuerpo a partir de la testosterona). La testosterona es responsable de muchos de los cambios normales, tanto físicos como de comportamiento, que suceden a lo largo de la vida de un hombre, tales como el cambio de la voz y el crecimiento de vello. Los testículos producen casi el 90% de la testosterona del cuerpo. Una pequeña cantidad de testosterona se produce en las **glándulas suprarrenales** (un par de glándulas que se hallan encima de los riñones que producen una cantidad de sustancias y hormonas que resultan esenciales para la vida diaria). En los huesos, un químico llamado transferrina, producido por el hígado y que se almacena en los huesos, también parece estimular el crecimiento de las células del cáncer de próstata. Cuando se desarrollan los cánceres, secretan químicos que hacen que crezcan vasos sanguíneos dentro del cáncer, aportándole nutrientes para que el mismo pueda crecer.

Glándulas suprarrenales

Glándulas ubicadas encima de cada riñón. Estas glándulas producen diferentes hormonas, incluso las hormonas sexuales.

22. ¿Hacia dónde se esparce el cáncer de próstata?

A medida que crece el cáncer de próstata, lo hace a través de la próstata, la cápsula de la próstata y la grasa que la circunda. Como la glándula prostática se halla debajo de la vejiga y está conectada con ella, el cáncer de próstata también puede crecer hacia la base de la vejiga.

El cáncer de próstata también puede crecer hacia las **vesículas seminales** (un par de estructuras que producen el fluido que es parte del volumen de la eyaculación), ubicadas junto a la próstata. Puede continuar creciendo localmente en la pelvis hacia los músculos que se encuentran dentro de la misma, hacia el recto, que se encuentra por detrás de la próstata, o hacia la pared de la pelvis. La diseminación del cáncer hacia otros sitios se llama metástasis. Cuando el cáncer de próstata se disemina fuera de la cápsula y del tejido adiposo, generalmente se dirige hacia dos zonas principales del cuerpo: a los ganglios linfáticos que drenan la próstata y a los huesos. Los ganglios linfáticos más afectados son comúnmente los de la pelvis (**Figura 5**) y los huesos que mayormente se ven afectados son los de la espina dorsal (columna vertebral) y las costillas. Con menor frecuencia, el cáncer de próstata puede diseminarse a los órganos sólidos del cuerpo, como el hígado.

Vesículas seminales
Estructuras glandulares ubicadas por encima y detrás de la próstata. Producen el fluido que es parte de la eyaculación.

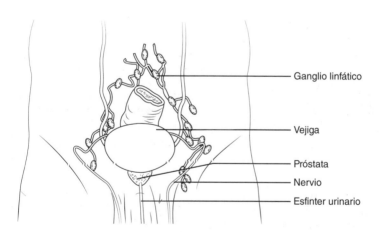

Figura 5 Drenaje del ganglio linfático desde la próstata.

23. ¿El haber sido sometido anteriormente a una prostatectomía transuretral, sin que se detectara cáncer, me protege o asegura que no tengo ni desarrollaré cáncer de próstata?

**TURP
(siglas en inglés para prostatectomía transuretral)**

Una técnica quirúrgica que se realiza con anestesia y que utiliza un instrumento especializado similar al cistoscopio, que le permite al cirujano remover el tejido prostático que ingresa dentro de la uretra y que bloquea el flujo de orina que pasa a través de la misma. Luego de una TURP, el borde exterior de la próstata permanece presente.

La respuesta a esta pregunta es no, por diversos motivos. Recuerde, el cáncer de próstata tiende a desarrollarse en la zona periférica de la próstata, mientras que el crecimiento benigno de la próstata (HPB) tiende a suceder en la zona de transición. El objetivo de la **prostatectomía transuretral (TURP, por sus siglas en inglés)** es eliminar todo el tejido prostático obstructivo; así, se reseca el tejido de la zona de transición y, dependiendo de la habilidad y precisión de su urólogo, también se resecan cantidades diferentes de tejido de la zona periférica. Aun así, la TURP no elimina todo su tejido prostático. Luego de realizada la TURP, usted seguirá teniendo tejido prostático y es por eso que necesitará seguir realizándose exámenes de cáncer de próstata. El único procedimiento quirúrgico que elimina todo el tejido prostático es una prostatectomía radical. Algunos hombres con próstatas muy grandes se someten a una prostatectomía abierta para el agrandamiento benigno de la próstata. Este procedimiento tampoco elimina todo el tejido prostático; sin embargo, tiende a eliminar mayor cantidad del mismo que una TURP.

Recuerde que usted no ha nacido con cáncer de próstata. El cáncer de próstata se desarrolla con el tiempo y su incidencia aumenta con la edad. Por tanto, si usted se ha sometido a una TURP cuando era más joven, aun sigue existiendo una posibilidad de que, a medida que envejezca, desarrolle cáncer de próstata, por lo que debe realizarse exámenes de cáncer de próstata si es lo apropiado para usted.

PARTE TRES

Evaluación del cáncer de próstata

¿Cómo se detecta el cáncer de próstata?

¿Qué es el examen de detección de cáncer de próstata?

¿Mi seguro médico cubrirá el examen de detección y tratamiento del cáncer de próstata?

Más . . .

24. ¿Cómo se detecta el cáncer de próstata?

El cáncer de próstata no suele presentar signos o síntomas y no existen signos o síntomas específicos al cáncer de próstata. En las etapas tempranas puede no producir cambios perceptibles en su salud general que lo alertarán acerca de la presencia de cáncer. Actualmente, un alto nivel de PSA es el indicio más común para una biopsia prostática. Sin embargo, el cáncer de próstata puede desarrollarse en hombres con PSA normal y esa es la razón por la cual la exploración rectal es importante. Aún si su nivel de PSA es normal, debería realizarse una biopsia prostática si la exploración rectal revela un área firme o nodular. Una combinación de PSA y una exploración rectal digital constituyen el mejor examen de detección para detectar cáncer de próstata. Ocasionalmente, se detecta cáncer de próstata cuando el patólogo examina el tejido prostático que es extraído durante una TRUP o una prostatectomía abierta para una hiperplasia prostática benigna (HPB). Esto es así en aproximadamente un 10% a un 15% de personas con cáncer de próstata. Si no se detecta cáncer de próstata en forma temprana y se identifica en etapas tardías, podrá ser detectado como parte de un estudio diagnóstico del dolor óseo, la obstrucción del tracto urinario, la pérdida de peso o hematuria.

Una combinación de PSA y una exploración rectal digital constituyen el mejor examen de detección para detectar cáncer de próstata.

25. ¿Qué es el examen de detección de cáncer de próstata?

El objetivo de un "examen de detección" es evaluar los grupos de personas en un esfuerzo por diagnosticar la enfermedad en forma temprana. Por lo tanto, el objetivo del examen de detección de cáncer de próstata es la detección temprana del cáncer, idealmente, en la etapa "que se puede curar". El examen de detección de cáncer de próstata incluye una exploración rectal digital y un PSA sérico. Cada uno de ellos es importante en el proceso de evaluación y una anormalidad en alguno de ellos garantiza evaluaciones futuras. Solo cerca del 25% (un cuarto) de los cáncer de próstata son detectados mediante la exploración rectal; la mayoría son detectados por un PSA anormal. Algunos estudios sugieren que aún con un examen de detección de cáncer de próstata a base de PSA, hasta un 15% de los hombres tendrá cáncer de próstata no detectado. PCA3 es una herramienta para realizar exámenes de detección nueva que se utiliza para detectar cáncer de próstata (ver Pregunta 10). PCA3 es una herramienta para realizar exámenes de detección a base de orina nueva aprobada por la FDA (siglas en inglés para Administración de Medicamentos y Alimentos) para detectar cáncer de próstata (ver Pregunta 9).

Una recomendación reciente del Grupo de Trabajo de Servicios Preventivos de los Estados Unidos sobre el examen de detección de PSA concluyó que los posibles beneficios no superan los daños. Sin embargo, el balance entre beneficios y daños del examen de detección de PSA sigue siendo controversial. La Asociación Americana de Urología (AUA, por sus siglas en inglés) emitió nuevos lineamientos para el examen de detección de PSA en mayo de 2013 e indicó[3]:

- No se recomienda el examen de detección de PSA en hombres < de 40 años de edad.

- No se recomienda el examen de detección de rutina en hombres entre 40 y 54 años de edad con un riesgo medio de tener cáncer de próstata.

- Para hombres entre 55 y 69 años de edad, la decisión de someterse a un examen de detección de PSA incluye ponderar los beneficios de prevenir la muerte por cáncer de próstata en 1 cada 1000 hombres examinados en una década frente a los posibles daños conocidos asociados con el examen

---

[3] www.AUAnet.org; lineamiento de la AUA para la detección temprana del cáncer de próstata

de detección y el tratamiento. Por lo tanto, se recomienda compartir la toma de decisiones.

- Para reducir los daños del examen de detección se prefiere un intervalo de examen de detección de rutina de 2 años o más frente a un examen de detección anual en hombres que han participado en la toma de decisiones y han optado por someterse al examen de detección. Se cree que los intervalos de exámenes de detección de 2 años conservan la mayoría de los beneficios y reducen el sobrediagnóstico y los falso positivos.

- El examen de detección de PSA de rutina no es recomendado para hombres > de 70 años de edad u hombres con < una expectativa de vida entre 10 y 15 años.

26. ¿Mi seguro médico cubre el examen de detección y tratamiento del cáncer de próstata?

A esta altura, Medicare cubre la exploración rectal digital anual y PSA para pacientes de Medicare calificados de 50 años de edad o más. La mayoría de los prestadores de seguros de salud también brindan una cobertura similar. Los costos de los distintos tratamientos para el cáncer de próstata varían de una institución a otra. La mayoría de las Organizaciones para el Mantenimiento de la Salud (HMO, por sus siglas en inglés) cubren el tratamiento de cáncer de próstata si el tratamiento es realizado por un médico afiliado a una HMO. Si recibe atención médica fuera del sistema de las HMO, usted será responsable del costo de su tratamiento. Si tiene alguna pregunta respecto de la cobertura del seguro, lo mejor es que lo verifique con su aseguradora antes de comenzar el examen de detección y el tratamiento para asegurarse que está al tanto de su cobertura y sus posibles restricciones. La Parte B de Medicare cubre una exploración rectal digital (ERD) una vez cada 12 meses, y PSA una vez cada 12 meses. Existen mandatos individualizados para el examen de detección de cáncer de próstata.[4]

27. ¿Por qué algunos proveedores de cuidados primarios desalientan o no discuten acerca del examen de detección de cáncer de próstata?

La prueba de PSA es una prueba sensible no específica de cáncer de próstata, pero el PSA elevado puede derivar de circunstancias diferentes al cáncer, como se indica en las Preguntas 6 y 7. Esto significa que un buen número de hombres que se someten a biopsias de próstata guidas por TRUS por un PSA elevado no tienen cáncer de próstata y sus preocupaciones acerca de la enfermedad son innecesarias. Asimismo, muchos argumentan que con la prueba de PSA se puede detectar un gran número de casos de cáncer de próstata "clínicamente **oculto**" (cáncer que podría no haber sido detectado si no hubiese sido por una prueba de PSA) que no hubieran ocasionado daño alguno para el individuo. La identificación y el posterior tratamiento de estos tipos de cáncer podrían poner a la persona ante un riesgo innecesario de disfunción eréctil o problemas de micción. Es más, se creía que la detección de cáncer oculto que no constituye un riesgo de vida es la razón por la que se detectó un gran número de casos de cáncer de próstata cuando se utilizó la prueba de PSA por primera vez; sin embargo, los números han disminuido lo que sugiere que esto no parece ser exactamente así. Hasta hace poco argumentábamos que la detección temprana de cáncer de próstata no afectaba la supervivencia; sin embargo, estudios a largo plazo recientes han demostrado un impacto

Cáncer oculto

Cáncer que no es detectable a través de exámenes físicos estándar.

---

[4] www.ncsl.org/research/health/prostate-cancer-screening -madates.aspx

Actualmente, la AUA recomienda el examen de detección de cáncer de próstata a partir de los 40 años de edad, para hombres relativamente sanos y bien informados que deseen someterse a una prueba.

positivo del examen de detección de cáncer de próstata en la supervivencia relacionada con cáncer de próstata. Actualmente, no hay pruebas de sangre o radiografías que sean superiores a la combinación de la exploración rectal digital y de PSA en la evaluación del cáncer de próstata como tampoco hay estudios que puedan predecir quién estaría en problemas si no se detectara y tratara el cáncer de próstata.

El examen de detección de cáncer de próstata no es obligatorio, pero es su decisión someterse a un examen de detección de cáncer de próstata o no. Debería analizar las ventajas y desventajas del examen de detección de cáncer de próstata con su proveedor de cuidados primarios y considerar cómo se relacionan con su salud médica general al momento de tomar una decisión. Si desea someterse a una prueba de PSA y su proveedor de cuidados primarios no ha obtenido niveles de PSA; entonces solicite una prueba de PSA. La mayoría de las aseguradoras cubren el examen de detección de cáncer de próstata. Si su aseguradora no lo hace, contáctese con el hospital local o consultorio del urólogo para conocer cuáles son los centros que realizan una prueba gratuita durante la Semana de Concientización sobre el Cáncer de Próstata (ver Pregunta 93).

28. ¿Cuándo debería empezar a preocuparme sobre el cáncer de próstata?

Los cambios recientes en los lineamientos de la AUA (ver Pregunta 25) sugieren que los hombres preocupados por el riesgo de cáncer de próstata e interesados en el examen de detección, deberían comenzar con el examen de detección a los 50 años de edad, después de discutir los beneficios y riesgos. Los hombres con antecedentes familiares de cáncer de próstata y hombres afroamericanos deberían considerar someterse a dicho examen de detección a una edad más temprana. El Colegio de Cirujanos de los Estados Unidos (ACS, por sus siglas en inglés) recomienda discutir acerca del examen de detección de cáncer de próstata a la edad de 45 para hombres con alto riesgo, afroamericanos y hombres con parientes de primer grado (padre, hermano o hijo) con cáncer de próstata diagnosticado a la edad de 65. La discusión debería tener lugar a los 40 años de edad para hombres con riesgo aún mayor (aquellos con más de un familiar de primer grado que tuvo cáncer de próstata a una edad más temprana).

29. ¿Cuándo debería interrumpir el examen de detección de cáncer de próstata?

El examen de detección de cáncer de próstata es de gran beneficio para hombres que van a vivir lo suficiente para experimentar los beneficios del tratamiento, generalmente, con una supervivencia de al menos diez años a partir del diagnóstico de cáncer de próstata. Por lo tanto, si tiene afecciones médicas que hacen que su supervivencia de diez años sea menos probable, tal vez no se beneficiaría de la detección temprana y del tratamiento de cáncer de próstata y podría interrumpir la evaluación. Además, si siente que no querrá someterse a un tratamiento del cáncer de próstata independientemente de su edad y salud general, debería interrumpir el examen de detección.

30. ¿Qué es la exploración rectal digital (ERD), y quién lo realiza?

Como la glándula prostática se encuentra frente al recto, se puede palpar su pared posterior colocando un dedo enguantado y lubricado en el recto y palpar la próstata presionando la pared anterior del recto (**Figura 6**). La exploración rectal permite palpar la parte posterior de la próstata únicamente. Lo ideal sería que el mismo médico realice la exploración rectal cada año para que pueda detectar cambios sutiles en su próstata. La exploración puede ser realizada por un urólogo o por un proveedor de cuidados primarios con experiencia. Si el proveedor de cuidados primarios está preocupado acerca de su examen, se lo derivará a un urólogo.

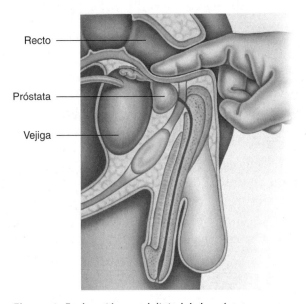

Recto

Próstata

Vejiga

Figura 6 Exploración rectal digital de la próstata.

Datos tomados de *The Prostate Book: Sound Advice on Symptoms and Treatment*, Edición actualizada por Stephen N. Rous, ilustrado por Betty Goodwin. Copyright © 1992, 1988 por Stephen Rous.

31. Me han extraído el recto. ¿Cómo pueden revisar mi próstata?

Tradicionalmente, el examen de detección de cáncer de próstata incluye una exploración rectal digital y un PSA sérico. La superficie posterior de la próstata se ubica enfrente de la superficie anterior (hacia el abdomen) del recto; por lo tanto presionar la superficie frontal del recto permite examinar parte de la próstata. No hay otra forma de examinar la próstata físicamente. A los hombres a quienes se les ha extraído el recto por problemas colorrectales, como por ejemplo cáncer y algunos trastornos inflamatorios, no se les puede realizar una exploración rectal. En esta situación, el médico debe confiar en el nivel de PSA. Si el PSA aumenta significativamente, se debería realizar una biopsia prostática. No se puede realizar una biopsia transrectal ecodirigida en personas sin recto. En esta situación, se realiza una biopsia **transperineal**, que significa que se realiza a través del **perineo** (el área debajo del escroto). La sonda de ultrasonido se coloca en el área debajo del escroto y frente a la ubicación esperada del ano. La próstata es identificada con dicha sonda y posteriormente se colocan agujas a través de la piel mediante guía ecográfica en áreas diferentes de la próstata. Realizar biopsias de esta manera puede ser más molesto, pero suelen realizarse con algún tipo de anestesia (general, espinal o intravenosa).

Transperineal

A través del perineo.

Perineo

Área del cuerpo que está detrás del escroto y frente al ano.

32. ¿Qué es un nódulo prostático?

Un nódulo prostático es un área dura y firme en la próstata que parece un nudillo del dedo. Puede ser cancerígeno y debe ser estudiado mediante biopsia. No todos los nódulos prostáticos constituyen cáncer. Otras causas de un nódulo o un área firme en la próstata incluyen prostatitis (infección o inflamación de la próstata), cálculos en la próstata, un **infarto** antiguo (un área de tejido muerto que deriva de una pérdida repentina del suministro de sangre) en la próstata o alteraciones del recto, como hemorroides.

Infarto

Área de tejido muerto que deriva de la pérdida repentina de su suministro sanguíneo.

33. Si aumenta el PSA, ¿el resultado de la ERD siempre será anormal? Y si la ERD es anormal, ¿el PSA siempre será anormal?

Cuando el PSA aumenta, el resultado de la exploración rectal no siempre es anormal. Recuerde que existen otras causas de PSA elevado además del cáncer. Asimismo, la exploración rectal le permite al médico examinar únicamente la pared posterior de la próstata; por ende, algunos cáncer de próstata no son palpables mediante exploración rectal. Por otra parte, el PSA no siempre se eleva cuando la exploración rectal resulta anormal. El PSA varía con la cantidad de cáncer de próstata presente y con el grado del cáncer. Además, un nódulo prostático descubierto durante una exploración no siempre es cáncer; puede ser algo en la pared del recto o puede estar relacionado con una inflamación anterior o cálculos en la próstata. Se indican nuevas evaluaciones para descartar cáncer de próstata si alguno de los exámenes (PSA o ERD) o ambos son anormales.

34. Si mi PSA aumenta, ¿necesito que se me realice una biopsia de inmediato?

La prueba de PSA es muy sensible y puede verse afectada por la inflamación o la irritación de la próstata, por ende, el valor del PSA puede fluctuar en algunos hombres que no tienen cáncer. Si la exploración rectal es normal, puede consultar a su médico acerca de la repetición del PSA en seis semanas para verificar si su valor regresa al valor base, o si esta es su primera prueba de PSA, para ver si regresa a su rango normal. Si permanece elevado o sigue elevándose, se debería realizar una biopsia. Las células cancerígenas no duermen, siguen creciendo, por lo cual no hay beneficio alguno en demorar la biopsia o un tratamiento posterior si la biopsia da positivo. Si el PSA repetido disminuye, la prueba de PSA se podrá repetir en 4 a 6 semanas y se podrá continuar con el monitoreo hasta tanto el PSA se normalice o vuelva a su valor base.

35. ¿Qué incluye la biopsia de próstata transrectal guiada por ecografía (TRUS)?

La ecografía transrectal puede ser realizada en el consultorio del urólogo o en el departamento de radiología, de acuerdo con la institución. Durante la preparación para el estudio, se le puede solicitar que se aplique un enema para limpiar las heces del recto y que tome antibióticos cerca de la fecha del estudio. Se le pedirá que interrumpa la toma de aspirina o de medicamentos antiinflamatorios no esteroides, como ibuprofeno (Motrin o Advil) durante aproximadamente una semana antes de la biopsia para minimizar el sangrado. El médico le pedirá que se recueste sobre un lado con sus piernas inclinadas y hacia su abdomen. Se colocará la sonda de ultrasonido, la cual es un poco más grande que su dedo, suavemente en el recto. Ello puede ocasionar cierta molestia temporaria que suele detenerse cuando la sonda ya está ubicada y desaparece cuando se extrae la sonda. Los hombres que han pasado por una cirugía rectal anterior, que tienen hemorroide activo, o que son muy ansiosos y no pueden relajar el músculo externo del esfínter podrán sentir más molestia. Una vez colocada la sonda correctamente, se evaluará la próstata para garantizar que no haya áreas sospechosas en el ultrasonido.

El ultrasonido revisa los tejidos mediante ondas sonoras. Esta sonda emite ondas sonoras y las ondas golpean la próstata y rebotan en la próstata y el tejido circundante. Las ondas regresan posteriormente a la sonda de ultrasonido y aparece una imagen en la pantalla. Las ondas sonoras no causan malestar. El cáncer de próstata tiende a ocasionar menos reflejo de las ondas sonoras, una

Hipoecoica

En una ecografía, desprendimiento de algunos ecos; tejidos o estructuras que reflejan relativamente pocas.

Patólogo

Médico capacitado para realizar la evaluación de tejidos con microscopio para determinar la presencia / ausencia de una enfermedad.

El sistema de calificación de Gleason ayuda a describir la apariencia de células cancerígenas y puede afectar su pronóstico.

Pronóstico

Panorama general a largo plazo o esperanza de vida y recuperación de una enfermedad.

característica denominada **hipoecoica**, por lo cual, el área suele ser diferente en un ultrasonido que el tejido prostático común. Una vez evaluada la próstata, se obtienen las biopsias. El ultrasonido transrectal permite al urólogo visualizar la ubicación para las biopsias. Se obtienen entre seis y ocho biopsias como mínimo y más frecuentemente doce, distribuidas entre la cara superior, la cara baja y la cara media de la próstata en cada lado. Si tiene una glándula prostática grande, áreas sospechosas en el ultrasonido y biopsias prostáticas anteriores negativas, se obtendrán más biopsias.

36. ¿Quién indica que hay cáncer de próstata?

Después de obtenidas las biopsias prostáticas, éstas son enviadas a un **patólogo**, médico especialista en el diagnóstico de enfermedades mediante el estudio de células y tejidos bajo microscopio. El patólogo analiza las células en las muestras de biopsias prostáticas con el microscopio para ver si son normales o no. El patólogo podrá identificar células prostáticas de apariencia normal, prostatitis (inflamación o infección de la próstata), agrandamiento prostático benigno o células cancerígenas. Si hay células cancerígenas, el patólogo analizará las células con mayor profundidad y les asignará un grado y una puntuación de Gleason. El sistema de calificación de Gleason ayuda a describir la apariencia de las células cancerígenas y puede afectar su **pronóstico** (predicción realizada respecto del resultado de su enfermedad). Además del grado y la puntuación de Gleason, el patólogo también indicará cuánto de la muestra de la biopsia tiene células de cáncer de próstata; ello también puede afectar su pronóstico (ver Pregunta 38).

37. ¿El patólogo puede cometer un error en el diagnóstico?

El uso de un sistema de calificación común ayuda a mantener la uniformidad en la calificación del cáncer de próstata. El acuerdo interobservador (acuerdo entre dos patólogos diferentes) y el acuerdo intraobservador (el mismo patólogo llega a la misma conclusión después de revisar la misma muestra dos veces) para el sistema de calificación de Gleason representan más del 80% y del 90%, respectivamente. Esto significa que dos patólogos diferentes que revisan la misma muestra acuerdan el grado de Gleason para dicha muestra en el 80% del tiempo, y que el mismo patólogo que revisa la misma muestra dos veces asigna el mismo grado a dicha muestra las dos veces, el 90% del tiempo.

La causa más frecuente de diferencias en la calificación es la calificación de tumores, los cuales varían entre dos grados. Una suma de Gleason de 2 a 4 no es común y solo se encuentra en un pequeño número de muestras de biopsia por punción. Es la suma de Gleason de 2 a 4 que tiende a ascender a una suma mayor en un porcentaje de tiempo corto cuando es revisada por otro patólogo. La tendencia es que el grado de Gleason determinado con biopsia por punción sea menor al grado patológico al momento de la prostatectomía radical. Esta diferencia en el grado de Gleason probablemente refleje la presencia de un cáncer de grado más alto en otra área de la próstata que no había sido sometida a biopsia al momento de la biopsia prostática. Es muy poco frecuente que el patólogo indique que no hay cáncer en la muestra y que otro patólogo indique que sí hay. (De manera similar, es poco frecuente que un patólogo indique que hay cáncer y otro patólogo indique que no).

38. ¿Qué es el grado/la puntuación de Gleason?

El grado de un cáncer es un término utilizado para describir qué apariencia tienen las células cancerígenas; es decir, si las células parecen agresivas y no muy similares a las células normales (grado alto) o si parecen muy similares a las células normales (grado bajo). El grado del cáncer es un factor importante en la predicción de resultados de tratamiento a largo plazo, de la respuesta al tratamiento y la supervivencia. Con el cáncer de próstata, el sistema de calificación más comúnmente utilizado es la **escala de Gleason**. En este sistema de calificación, el patólogo examina las células con el microscopio y asigna un número sobre la base de qué apariencia tienen las células cancerígenas y cómo están dispuestas (**Figura 7**). Dado que el cáncer de próstata puede estar compuesto por células cancerígenas de diferentes grados, el patólogo asigna números a los dos grados predominantes presentes. Los números oscilan entre 1 (grado bajo) y 5 (grado alto). Típicamente, la puntuación de Gleason es la suma total de estos dos números; por ejemplo, un hombre con un grado de Gleason de 2 y 3 en su cáncer de próstata tendrá una puntuación de Gleason de 5. Una excepción tiene lugar cuando el patrón más alto (más agresivo) presente en una biopsia no es ni el más predominante ni el segundo patrón más predominante. En esta situación, se obtiene la puntuación de Gleason combinando el grado de patrón más predominante con el grado más alto. Ocasionalmente, si un pequeño componente de un tumor en una prostatectomía es de un patrón más alto que los dos patrones más predominantes, se considerará que el componente menor es un grado terciario en el informe patológico.

Un cáncer de próstata de riesgo inferior es una puntuación de Gleason menor o igual a 6. Un riesgo intermedio es una puntuación de Gleason de 7. Un riesgo alto es una puntuación de Gleason entre 8 y 10. Cuanto mayor

Escala de Gleason

Método comúnmente utilizado para clasificar cómo las células aparecen en los tejidos cancerígenos; cuanto menos normales parezcan las células cancerígenas, más maligno será el cáncer; se asignan dos números, cada uno de ellos entre 1 y 5, a los tipos más predominantes de células presentes. Estos dos números se suman para producir la puntuación de Gleason. Los números más altos indican cáncer más agresivo.

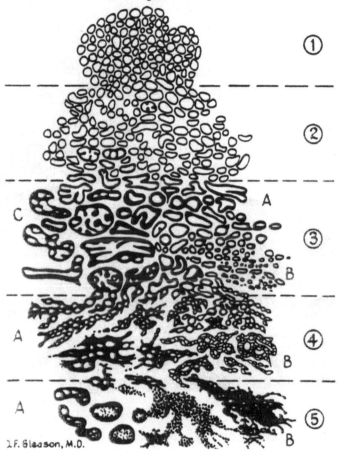

Figura 7 Sistema de calificación de Gleason de un adenocarcinoma prostático.

Reimpreso con permiso de Campbell's *Urology*, 7th ed., Epstein JI, Copyright Elsevier 1997.

es la puntuación de Gleason, más agresivo es el cáncer. Las puntuaciones de Gleason de 8 a 10 son tumores altamente agresivos que suelen ser difíciles de curar. En algunos casos, estos cáncer son tan anormales que ni siquiera producen PSA. El grado de cáncer identificado por las biopsias puede diferir del grado que está presente en toda la próstata, dado que es posible que la biopsia no identifique áreas de cáncer de grados más altos.

39. Recientemente, me sometí a una biopsia prostática que no mostró células de cáncer de próstata, pero mi médico me indicó que necesito repetir la biopsia porque tengo neoplasia intraepitelial prostática (PIN, por sus siglas en inglés). ¿Qué es PIN y por qué necesito repetir la biopsia? ¿Cuáles son las glándulas atípicas sospechosas de cáncer de próstata? ¿Necesito hacerme otra biopsia ante este hallazgo?

PIN (neoplasia intraepitelial prostática)

Área anormal en una biopsia de próstata que no es cancerígena, pero que puede volverse cancerígena o estar asociada con cáncer en otra parte de la próstata.

PIN es la abreviatura para **neoplasia intraepitelial prostática**. El patólogo identifica PIN mediante el examen de las biopsias prostáticas. Se ha creído que PIN es una lesión precancerosa. Más recientemente, se ha dividido PIN en dos tipos, PIN de grado bajo y PIN de grado alto, sobre la base de la apariencia de las células. PIN de grado bajo no parece tener un mayor riesgo de cáncer de próstata. Sin embargo, PIN de alto grado suele estar asociada con cáncer de próstata. En un 35% a un 45% de hombres que se someten a una nueva biopsia para identificar PIN de alto grado, las células de cáncer de próstata están presentes en dicha nueva biopsia. No existe actualmente un método que pueda discriminar qué lesiones de PIN de alto grado desarrollarán cáncer de próstata clínicamente significativo frente a un cáncer de próstata menos agresivo. La Asociación Canadiense de Urología argumenta en la era actual de los esquemas de biopsia extendida (un número mayor) que PIN de alto grado (HGPIN, por sus siglas en inglés) ya no es considerada una indicación estricta de repetición de biopsia y se debería hacer un seguimiento de los pacientes de manera clínica con PSA y ERD. Se indica una *glándula atípica; sospechosa de cáncer* en el informe patológico cuando el patólogo visualiza un área atípica que tiene la mayoría de las características del cáncer, pero no se puede hacer un diagnóstico definitivo de cáncer debido al tamaño pequeño del área y el pequeño número de células anormales presentes. La repetición de la biopsia en pacientes con este diagnóstico tienen una posibilidad de hasta un 60% de tener cáncer de próstata sobre la base a una biopsia repetida. Por lo tanto, el hallazgo de una glándula atípica; sospechosa de cáncer, garantiza una repetición de biopsia de inmediato (dentro de los 3 meses) con un mayor número de biopsias del área anormal y de las áreas adyacentes. Si no se descubre cáncer en la nueva biopsia entonces se necesitará un seguimiento cercano con PSA, exploración rectal digital y biopsia periódica. Ver http://www.pccnc.org/early_detection/2004_NCCD_guidelines.pdf.

40. Me acaban de hacer una resección transuretral de la próstata (TURP) y mi médico se comunicó conmigo y me indicó que hay cáncer en la muestra. ¿La TURP causará una diseminación del cáncer? ¿No me permitirá hacer algunos tratamientos para el cáncer de próstata?

Antes de identificar el PSA, se detectó cáncer de próstata mediante un nódulo palpable en la ERD, la presencia de enfermedad metastásica o resección transuretral de la próstata, también denominada prostatectomía transuretral (TURP). TURP es la forma más común de terapia quirúrgica para HPB. El procedimiento utiliza un instrumento denominado resectoscopio (similar a un telescopio, tiene un ocular, una lente, y una fuente de luz) el cual pasa a través de la uretra. Se corta (resecciona) el tejido prostático que sobresale en la uretra y que bloquea la salida de orina utilizando un circuito especial que se conecta a una corriente eléctrica. La resección continúa hasta que el tejido prostático que obstruye ha sido extraído por completo. El tejido prostático, denominado "fragmentos", es posteriormente extraído a través del resectoscopio y enviado al patólogo para su análisis en microscopio.

De manera similar al procedimiento con biopsias de la próstata por punción, si el patólogo identifica células cancerígenas en la muestra, calificará a las células del cáncer de próstata y determinará una puntuación de Gleason. El patólogo también determinará qué porcentaje de fragmentos prostáticos tienen cáncer. Típicamente, si menos de un 5% de los fragmentos contienen cáncer y la puntuación de Gleason es baja (< 6), entonces se considerará que el cáncer de próstata es clínicamente insignificante y usted será controlado mediante exploraciones rectales digitales y pruebas de PSA. Si más de un 5% del tejido contiene cáncer de próstata y/o la puntuación de Gleason es alta, se considerará que el cáncer es potencialmente agresivo y se garantizará otro tratamiento. De manera similar a un cáncer de próstata recientemente diagnosticado, es importante determinar la etapa clínica del cáncer y evaluar si el cáncer está confinado a la próstata mediante el uso de nomogramas (**Tabla 5**), y estudios de estadificación, como una gammagrafía ósea.

La TURP no hace que el cáncer de próstata se disemine, como tampoco facilita la diseminación de las células cancerígenas. Sin embargo, puede afectar los riesgos de tratamientos futuros para el cáncer de próstata. Una TURP dificulta la terapia intersticial de semillas y se asocia con un riesgo de incontinencia urinaria mucho mayor, lo que la hace menos deseable. Se puede realizar una prostatectomía radical y una radioterapia de haz externo después de una TURP sin mayor riesgo.

Tabla 5 Nomogramas que predicen la etapa patológica del cáncer de próstata (CaP) sobre la base de la etapa clínica (TNM), PSA, y Puntuación de Gleason

Etapa clínica T1c (no palpable, PSA elevado) N = 4419

Rango de PSA (ng/mL)	Etapa patológica	Puntuación de Gleason para biopsias				
		5–6	3 + 4 = 7	4 + 3 = 7	8–10
0–2,5	Órgano confinado (N = 226)	93 (91–95)	82 (76–87)	73 (64–80)	77 (65–85)
	Extensión extraprostática (N = 19)	6 (5–8)	14 (10–18)	20 (14–28)	16 (11–24)
	Vesícula seminal (+) (N = 1)	0 (0–1)	2 (0–5)	2 (0–5)	3 (0–8)
	Ganglio linfático (+) (N = 3)	0 (0–1)	2 (0–6)	4 (1–12)	3 (1–12)
2,6–4,0	Órgano confinado (N = 619)	88 (86–90)	72 (67–76)	61 (54–68)	66 (57–74)
	Extensión extraprostática (N = 92)	11 (10–13)	23 (19–27)	33 (27–39)	26 (19–34)
	Vesícula seminal (+) (N = 8)	1 (0–1)	4 (2–7)	5 (2–8)	7 (3–13)
	Ganglio linfático (+) (N = 1)	0 (0–0)	1 (0–1)	1 (0–3)	1 (0–3)
4,1–6,0	Órgano confinado (N = 1266)	83 (81–85)	63 (59–67)	51 (45–56)	55 (46–64)
	Extensión extraprostática (N = 297)	16 (14–17)	30 (26–33)	40 (34–45)	32 (25–40)
	Vesícula seminal (+) (N = 37)	1 (1–1)	6 (4–8)	7 (4–10)	10 (6–15)
	Ganglio linfático (+) (N = 12)	0 (0–0)	2 (1–3)	3 (1–6)	3 (1–6)
6,1–10,0	Órgano confinado (N = 989)	81 (79–83)	59 (54–64)	47 (41–53)	51 (41–59)
	Extensión extraprostática (N = 281)	18 (16–19)	32 (27–36)	42 (36–47)	34 (26–42)
	Vesícula seminal (+) (N = 36)	1 (1–2)	8 (6–11)	8 (5–12)	12 (8–19)
	Ganglio linfático (+) (N = 5)	0 (0–0)	1 (1–3)	3 (1–5)	3 (1–5)
> 10,0	Órgano confinado (N = 324)	70 (66–74)	42 (37–48)	30 (25–36)	34 (26–42)
	Extensión extraprostática (N = 165)	27 (23–30)	40 (35–45)	48 (40–55)	39 (31–48)

(continúa)

Tabla 5 Nomogramas que predicen la etapa patológica del cáncer de próstata (CaP) sobre la base de la etapa clínica (TNM), PSA, y Puntuación de Gleason (continuación)

Etapa clínica T1c (no palpable, PSA elevado) N = 4419

Rango de PSA (ng/mL)	Etapa patológica	Puntuación de Gleason para biopsias			
		5–6	3 + 4 = 7	4 + 3 = 7	8–10
> 10,0 (continuación)	Vesícula seminal (+) (N = 25)	2 (2–3)	12 (8–16)	11 (7–17)	17 (10–25)
	Ganglio linfático (+) (N = 13)	1 (0–1)	6 (3–9)	10 (5–17)	9 (4–17)
0–2,5	Órgano confinado (N = 156)	88 (84–90)	70 (63–77)	58 (48–67)	63 (51–74)
	Extensión extraprostática (N = 18)	12 (9–15)	24 (18–30)	32 (24–41)	26 (18–36)
	Vesícula seminal (+) (N = 2)	0 (0–1)	2 (0–6)	3 (0–7)	4 (0–10)
	Ganglio linfático (+) (N = 1)	0 (0–1)	3 (1–9)	7 (1–17)	6 (1–16)
2,6–4,0	Órgano confinado (N = 124)	79 (75–82)	57 (51–63)	45 (38–52)	50 (40–59)
	Extensión extraprostática (N = 49)	20 (17–24)	37 (31–42)	48 (40–55)	40 (30–50)
	Vesícula seminal (+) (N = 5)	1 (0–1)	5 (3–9)	5 (3–10)	8 (4–15)
	Ganglio linfático (+) (N = 0)	0 (0–0)	1 (0–2)	2 (0–5)	2 (0–4)
4,1–6,0	Órgano confinado (N = 171)	71 (67–75)	47 (41–52)	34 (28–41)	39 (31–48)
	Extensión extraprostática (N = 101)	27 (23–31)	44 (39–49)	54 (47–60)	46 (37–54)
	Vesícula seminal (+) (N = 10)	1 (1–2)	7 (4–10)	7 (4–11)	11 (6–17)
	Ganglio linfático (+) (N = 3)	0 (0–1)	2 (1–4)	5 (2–8)	4 (2–9)
6,1–10,0	Órgano confinado (N = 142)	68 (64–72)	43 (38–48)	31 (26–37)	36 (27–44)
	Extensión extraprostática (N = 99)	29 (26–33)	46 (41–51)	56 (49–62)	47 (37–56)
	Vesícula seminal (+) (N = 12)	2 (1–3)	9 (6–13)	9 (5–14)	13 (8–20)
	Ganglio linfático (+) (N = 6)	0 (1–0)	2 (1–4)	4 (2–8)	4 (1–8)
> 10,0	Órgano confinado (N = 36)	54 (49–60)	28 (23–33)	18 (14–23)	21 (15–28)
	Extensión extraprostática (N = 47)	41 (35–46)	52 (46–59)	57 (48–66)	49 (39–59)

Rango de PSA (ng/mL)	Etapa patológica	Puntuación de Gleason para biopsias			
		5–6	3+4=7	4+3=7	8–10
> 10,0 (continuación)	Vesícula seminal (+) (N = 9)	3 (2–5)	12 (7–18)	11 (6–17)	17 (9–25)
	Ganglio linfático (+) (N = 7)	1 (0–3)	7 (3–14)	13 (6–24)	12 (5–22)
0–2,5	Órgano confinado N = 16	84 (78–89)	59 (47–70)	44 (31–58)	49 (32–65)
	Extensión extraprostática (N = 10)	14 (9–19)	24 (16–33)	29 (19–42)	24 (14–36)
	Vesícula seminal (+) (N = 0)	1 (0–3)	6 (0–14)	6 (014)	8 (0–21)
	Ganglio linfático (+) (N = 0)	1 (0–3)	10 (2–25)	19 (4–40)	17 (3–42)
2,6–4,0	Órgano confinado (N = 28)	74 (68–80)	47 (39–56)	36 (27–45)	39 (28–50)
	Extensión extraprostática (N = 15)	23 (18–29)	37 (28–45)	46 (36–55)	37 (27–48)
	Vesícula seminal (+) (N = 3)	2 (1–5)	13 (7–21)	13 (7–22)	19 (9–32)
	Ganglio linfático (+) (N = 2)	0 (0–1)	3 (0–7)	5 (0–14)	4 (0–13)
4,1–6,0	Órgano confinado (N = 46)	66 (59–72)	36 (29–43)	25 (19–32)	27 (19–37)
	Extensión extraprostática (M = 40)	30 (24–36)	41 (33–47)	47 (38–55)	38 (28–48)
	Vesícula seminal (+) (N = 7)	4 (2–6)	16 (10–23)	15 (9–23)	22 (13–33)
	Ganglio linfático (+) (N = 4)	1 (0–2)	7 (3–12)	13 (6–21)	11 (4–23)
6,1–10,0	Órgano confinado (N = 53)	62 (55–68)	32 (26–38)	22 (17–29)	24 (17–33)
	Extensión extraprostática (N = 28)	32 (26–38)	41 (33–49)	47 (38–56)	38 (29–48)
	Vesícula seminal (+) (N = 15)	5 (3–8)	20 (13–28)	19 (11–28)	27 (16–39)
	Ganglio linfático (+) (N = 5)	1 (0–2)	6 (3–11)	11 (5–19)	10 (3–20)
> 10,0	Órgano confinado (N = 8)	46 (39–53)	18 (13–24)	11 (7–15)	12 (7–18)
	Extensión extraprostática (N = 15)	41 (34–50)	40 (31–51)	40 (30–52)	33 (22–46)
	Vesícula seminal (+) (N = 10)	7 (4–12)	23 (15–33)	19 (10–29)	28 (16–42)
	Ganglio linfático (+) (N = 8)	5 (2–8)	18 (9–30)	29 (15–44)	26 (12–44)

PARTE CUATRO

Estadificación del cáncer de próstata

¿Cómo se sabe si el cáncer de próstata se encuentra confinado solo a la próstata?

¿Cómo y por qué se determinan etapas del cáncer de próstata?

¿Qué es una gammagrafía ósea?

Más . . .

41. ¿Cómo se sabe si el cáncer de próstata se encuentra confinado solo a la próstata?

Al estadificar el cáncer, su médico intenta evaluar si su cáncer de próstata se encuentra confinado solo a la próstata y, de no ser así, hasta qué punto se ha dispersado, basándose en los resultados de su biopsia de próstata, su examen físico, su PSA, y otras pruebas y radiografías (si se los obtiene). Estudios hechos en gran cantidad de hombres que se han sometido a prostatectomías radicales y a disecciones de ganglio linfático, han establecido algunos lineamientos referidos a la probabilidad de la afectación de la cápsula prostática y a la metástasis en los ganglios linfáticos (Tabla 5). Inicialmente se pensaba que las IRM (imágenes por resonancia magnética) podrían ser muy útiles para determinar si existía enfermedad con penetración capsular y extracapsular; sin embargo, solamente probaron ser útiles en centros que realizan grandes cantidades de IRM. En forma similar, la utilización de la tomografía computarizada (TC) para evaluar si el cáncer se ha dispersado o no a los ganglios linfáticos pélvicos, ha resultado desalentadora (ver pregunta 42). La TC raramente brinda resultados positivos cuando el PSA es menor a 20 ng/mL. La sensibilidad de la TC para detectar ganglios linfáticos positivos es solamente de 30 a 35% cuando el PSA es mayor a 25 ng/mL. El papel de la **IRM3T** (un campo magnético de alta intensidad) en el diagnóstico del cáncer de próstata y su estadificación es solamente experimental. Parece resultar de utilidad, debido a su aumento de la resolución espacial y su alta precisión en la estadificación local. La estadificación local debe idealmente realizarse con un tubo endorrectal en 3T. La resonancia magnética espectroscópica (3DMRSI, por sus siglas en inglés) es útil para pacientes con resultados negativos de biopsias y PSA en aumento. Se utiliza otro estudio, una gammagrafía ósea (pregunta 43) y radiografías comunes, de ser necesarias, para determinar si el cáncer de próstata se ha dispersado a los huesos.

IRM3T (IRM de 3 Teslas)

Una técnica de imagen por resonancia magnética con alta intensidad de campo magnético.

42. ¿Cómo y por qué se determinan etapas del cáncer de próstata?

Conocer la etapa (el tamaño y la extensión de la dispersión) del cáncer de próstata, ayuda al médico a aconsejarle sobre sus opciones de tratamiento. Su médico puede determinar una etapa "clínica" (**Figura 8**), basándose en la exploración rectal, biopsias de próstata y estudios de medicina radiográfica/nuclear (TC, gammagrafía ósea, IRM). La estadificación patológica se realiza cuando un patólogo examina la próstata, las vesículas seminales y los ganglios linfáticos pélvicos (si se los ha removido) al momento de realizarse una prostatectomía radical. El sistema de estadificación más común que se utiliza, se llama **Sistema TNM (por sus siglas en inglés)**. En este sistema, la T hace referencia al tamaño del tumor en la próstata, la N, a la extensión de la afectación cancerosa de los ganglios linfáticos y la

Sistema TNM (por sus siglas en inglés)

El sistema de estadificación más común para el cáncer de próstata. Refleja el tamaño del tumor, la enfermedad de los ganglios y la enfermedad metastásica.

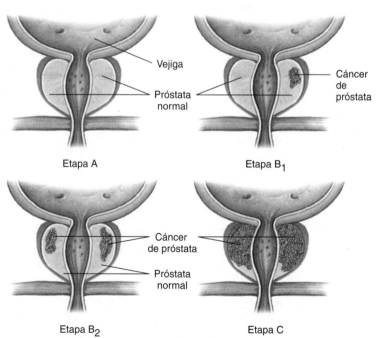

Figura 8 La glándula prostática mostrando las diferentes etapas del cáncer.

Datos extraídos de *The Prostate Book: Sound Advice on Symptoms and Treatment*, edición actualizada por Stephen N. Rous, ilustrada por Betty Goodwin. Copyright © 1992, 1988 por Stephen Rous.

55

Metástasis

Depósitos de cáncer de próstata que se encuentran fuera de la próstata y de los ganglios linfáticos. Ver **cáncer metastásico** (cáncer que se ha dispersado fuera del órgano o la estructura en la cual surgió, hacia otra parte del cuerpo.

M, a la presencia o ausencia de **metástasis** (depósitos de cáncer de próstata por fuera de la misma y de los ganglios linfáticos) (AJCC, 6ta edición, 2002).

T   hace referencia al tamaño del tumor en la próstata

T1 El cáncer de próstata está localizado dentro de la próstata y no se lo puede palpar durante una exploración rectal

   T1a: se ha hallado accidentalmente un tumor en < 5% del tejido prostático, por ejemplo, durante una Resección transuretral de la próstata (TURP)

   T1b: se ha hallado accidentalmente un tumor en > 5% del tejido prostático, por ejemplo, durante una TURP

   T1c: se identificó cáncer de próstata mediante una biopsia con aguja, a causa del PSA aumentado

T2 El cáncer de próstata permanece localizado en la próstata y el tumor es lo suficientemente grande como para sentirse en la exploración rectal

   T2a: el tumor afecta a medio lóbulo o menos

   T2b: el tumor afecta a un lóbulo

   T2c: el tumor afecta a ambos lóbulos

T3 El tumor se extiende a través de la cápsula prostática

   T3a: el tumor se ha dispersado por fuera de la cápsula prostática, unilateral o bilateralmente; invasión microscópica del cuello de la vejiga

   T3b: el tumor invade la vesícula seminal

T4 El tumor se encuentra fijo o invade estructuras adyacentes además de las vesículas seminales, tales como el cuello de la vejiga, el esfínter externo, el recto, los músculos elevadores y/o la pared pélvica

N   Describe la extensión de la afectación de los ganglios linfáticos

N0: no existe evidencia de ningún tipo de metástasis en los ganglios linfáticos pélvicos

N1: se han hallado células de cáncer prostático en un pequeño (< 2 cm) y único ganglio linfático

N1: metástasis en ganglio(s) linfático(s) cercano(s)

N1: metástasis en ganglio(s) linfático(s) de la zona

M   Hace referencia a la presencia o ausencia de metástasis

M0: no existe evidencia de metástasis distantes (tumor fuera de la pelvis)

M1: metástasis distantes (tumor dispersado por fuera de la pelvis a otras zonas del cuerpo, tales como los huesos o el hígado)

Grado histopatológico, G

Gx: no puede evaluarse el grado

G1: Escala de Gleason, 2 a 4

G2: Escala de Gleason, 5 a 6

G3: Escala de Gleason, 7 a 10

Agrupación de las etapas del cáncer de próstata

Etapa I	T1a, N0, M0, G1
Etapa II	T1a, N0, M0, G2–4
	T1b, N0, M0, cualquier G
	T1, N0, M0, cualquier G
	T2, N0 M0, cualquier G
Etapa III	T3, N0, M0, cualquier G
Etapa IV	T4, N0, M0, cualquier G
	cualquier T, N1, M0, cualquier G
	cualquier T, cualquier N, M1, cualquier G

Fuente: *www.auanet.org/guidelines*

43. ¿Qué es una gammagrafía ósea? ¿Existen otras pruebas para determinar si el cáncer de próstata se ha dispersado a los huesos?

Gammagrafía ósea

Un estudio de medicina nuclear específico que permite detectar cambios en el hueso que pueden estar relacionados con el cáncer de próstata metastásico.

Una **gammagrafía ósea** es un estudio realizado en el departamento de medicina nuclear, que involucra la inyección de una pequeña cantidad de un químico radiactivo por una vena hacia el torrente sanguíneo. El químico circula por el cuerpo y resulta captado en zonas donde existe un crecimiento rápido de hueso, lo que puede estar asociado con el cáncer. La gammagrafía ósea con radionucleido Tecnesio-99m es la prueba de detección de cuerpo entero más eficiente en costos y la más ampliamente disponible para la evaluación de metástasis en los huesos. Una radiografía común es el mejor método para evaluar zonas que resultan sospechosas en la gammagrafía ósea. La gammagrafía ósea es la técnica más sensible disponible hoy en día para identificar cáncer de próstata que se ha dispersado a los huesos. Otros problemas óseos, como antecedentes de quebraduras, artritis y una afección llamada enfermedad de Paget, pueden ocasionar un aumento en la captación del químico radiactivo. A menudo, sus antecedentes, la ubicación del hueso y los posibles estudios adicionales, tales como un estudio con radiografía simple o una IRM, ayudarán a determinar si la zona de captación aumentada indica la presencia de cáncer.

La gammagrafía ósea es bastante sensible, pero no identifica pequeñas cantidades de células cancerosas en los huesos. En una pequeña cantidad de hombres (8%), la gammagrafía ósea puede dar resultados normales, aun cuando existan metástasis en los huesos. El cáncer de próstata no es el único tipo de cáncer que se dispersa al hueso, pero este cáncer tiende a hacer que el hueso luzca diferente que en los casos de afectación por otros tipos de cánceres, tales como el de mama, colon y vejiga.

Las metástasis de cáncer de próstata son generalmente osteoblásticas, mientras que las de otros cánceres tienden a ser osteolíticas. Las **lesiones osteoblásticas** se ven en una radiografía simple como si hubiese un aumento en la cantidad de hueso, mientras que las **lesiones osteolíticas** se ven como si hubiera una pérdida de hueso. La gammagrafía ósea también puede mostrar obstrucción del tracto urinario, que conduce a una hidronefrosis (un reflujo de orina hacia el riñón, que ocasiona la hinchazón del mismo).

A menudo se obtiene la gammagrafía ósea como parte de los estudios de estadificación en hombres que padecen cáncer de próstata y resulta útil en hombres con PSA en aumento (ya sea luego de un tratamiento primario, tal como una prostatectomía radical, o durante la espera en observación) con o sin dolor óseo, que identifique nuevas zonas de captación, las que puedan indicar una nueva afectación en el hueso. Los lineamientos de la Asociación Americana de Urología (AUA, por sus siglas en inglés), recomiendan considerar la realización de una gammagrafía ósea inicial en pacientes que cumplen con uno o más de los siguientes criterios: PSA mayor o igual a 20 ng/mL, etapa clínica T3 o mayor, grado de Gleason mayor o igual a 8 o dolor óseo. Aunque el químico que se usa para el estudio es radiactivo, la cantidad es pequeña y no lo pondrá en riesgo ni a usted ni a su familia.

Las TC y las IRM resultan útiles para evaluar zonas sospechosas en una gammagrafía ósea y que parecen resultar no concluyentes en una radiografía común. La IRM puede ayudar a detectar áreas de metástasis en el hueso antes de que pueda detectarlas la gammagrafía ósea. Sin embargo, la IRM resulta 2 a 3 veces más costosa que una gammagrafía ósea. La tomografía por emisión de positrones (PET, por sus siglas en inglés), realiza la exploración utilizando una inyección de varios químicos radiactivos marcados y parece ser más sensible

Osteoblástica lesión

Respecto de una radiografía simple de un hueso, es la densidad aumentada del hueso observada en la radiografía, cuando existe una gran formación de hueso nuevo debida a la destrucción del hueso por el cáncer.

Lesión osteolítica

Respecto de una radiografía simple de un hueso, se refiere a la densidad disminuida del hueso observada en la radiografía cuando existe destrucción y pérdida de hueso por el cáncer.

y específica para las metástasis óseas que la gammagrafía ósea, aunque resulta 8 veces más costosa que esta última.

44. ¿Qué es una disección de ganglio linfático y qué riesgos conlleva?

Si se sale de la próstata, el primer lugar hacia la cual el cáncer de próstata tiende a dispersarse son los ganglios linfáticos pélvicos. Es importante saber si el cáncer se ha dispersado a los ganglios linfáticos, ya que las tasas de éxito de los tratamientos tales como la terapia intersticial de semillas y la prostatectomía radical, resulta menor si el cáncer se ha expandido hacia los ganglios linfáticos pélvicos. Por esto, el urólogo o el oncólogo radioterapeuta deben tener una buena idea sobre si existe afectación de los ganglios linfáticos pélvicos con cáncer de próstata antes de recomendar un tratamiento. Desafortunadamente, los estudios radiológicos como la TC no han resultado útiles para identificar individuos con cantidades más pequeñas de cáncer en los ganglios linfáticos pélvicos. La forma más exacta para evaluar el estado de los ganglios linfáticos es removerlos y hacerlos examinar por un patólogo. Los ganglios linfáticos hacia los que generalmente se dispersa el cáncer de próstata se encuentran ubicados en el costado lateral de cada lado de la pelvis (ver pregunta 22). La remoción de los ganglios linfáticos necesita de cirugía, ya sea mediante un procedimiento abierto o uno laparoscópico, que conlleva riesgo. Se está evaluando la utilización de la exploración ProstaScint (ver pregunta 45) para detectar cáncer de próstata en los ganglios linfáticos pélvicos.

No todas las personas necesitan una disección de ganglio linfático pélvico. Cuando el riesgo de tener ganglios linfáticos positivos es bajo, tal como ocurre en hombres con un grado de Gleason bajo, ≤ 6, o un PSA < 10, no se necesita la disección de ganglio linfático y se puede pasar directamente a un tratamiento definitivo, tal como la terapia intersticial de semillas, la radioterapia de haz externo (EBRT, por sus siglas en inglés) y la prostatectomía radical (ver parte 5 *Tratamiento del cáncer de próstata*, para las descripciones de estos tratamientos). En pacientes de alto riesgo, aquellos con grados de Gleason más altos (8 a 10) o con un PSA > 10, puede realizarse una disección de ganglio linfático al mismo tiempo que una prostatectomía radical programada, o antes de una EBRT, o de una terapia intersticial de semillas programadas. Si se programa una prostatectomía radical (abierta, laparoscópica, robótica), se pueden remover los ganglios linfáticos utilizando el mismo enfoque que el que usa la prostatectomía y el patólogo los puede examinar (corte por congelación) justo antes de que el cirujano realice la prostatectomía. El patólogo interpreta las muestras que se obtienen con el corte por congelación apenas después de que hayan sido removidas del paciente y los hallazgos se le informan al cirujano en el quirófano.

El cirujano decide entonces si proceder con la remoción de la próstata basándose en si se ha identificado cáncer en los ganglios linfáticos. Algunos cirujanos remueven la próstata ante la presencia de pequeñas cantidades de cáncer en los ganglios linfáticos, mientras que otros no lo hacen. Entonces, a partir de las laminillas se efectúan cortes permanentes que el patólogo las revisa nuevamente. En la mayoría de los casos, la interpretación del corte por congelación es la misma que la del corte permanente; raramente difieren. En una prostatectomía perineal, la incisión perineal no brinda acceso a los ganglios linfáticos pélvicos y se necesita un enfoque de incisión de línea media separada o laparoscópico para realizar la disección del ganglio linfático. Con una EBRT o una terapia intersticial de semillas, se puede realizar la disección del ganglio linfático mediante laparoscopia o una incisión abierta ubicada por debajo del ombligo en un día distinto, antes de la EBRT/semillas intersticiales.

En pacientes de alto riesgo se debe realizar la disección del ganglio linfático, ya que puede afectar al tratamiento. La probabilidad de tener ganglios positivos varía según la etapa del cáncer de próstata, el valor de PSA y el grado de Gleason. Aproximadamente, del 5 al 12% de los hombres en los que se sospecha la existencia de cáncer de próstata localizado (etapa baja), tienen cáncer que se ha dispersado a los ganglios linfáticos pélvicos. Antes de la disección de ganglio linfático pélvico, usted debe discutir con su médico cómo se vería afectado su tratamiento planificado para el cáncer de próstata, si el mismo estuviera afectando estos ganglios.

Los riesgos principales de una disección de ganglio linfático pélvico son hemorragias, lesión nerviosa y **linfocele**.

Linfocele

Un acopio de linfa en una zona del cuerpo.

- *Hemorragia:* Los ganglios que se remueven en el momento de la disección de ganglio linfático se encuentran alrededor de algunas arterias y venas pélvicas grandes, llamadas vasos ilíacos. Si estos vasos o sus ramificaciones se dañan, se puede producir una hemorragia. No es frecuente que suceda una pérdida significativa de sangre de tal tenor como para que necesite una transfusión de sangre.

- *Lesión nerviosa:* El nervio obturador actúa sobre los músculos de las piernas y se encuentra rodeado de algunos ganglios linfáticos pélvicos. Si se corta o daña dicho nervio durante la cirugía y se identifica el daño, se lo puede volver a coser. Si la lesión no se identifica, puede causar una incapacidad permanente para cruzar la pierna del lado en que ha sucedido la lesión.

- *Linfocele:* Un linfocele es un acopio de linfa que se acumula en la pelvis. Los linfoceles son resultados de lesiones en los vasos linfáticos. Cuando se remueven los ganglios linfáticos, se cortan, ligan o cauterizan los vasos linfáticos para minimizar el derrame de linfa desde el vaso. Un linfocele puede pasar desapercibido y puede que no cause ningún daño. Si el linfocele se vuelve lo suficientemente grande, puede ejercer presión sobre otros tejidos y ocasionar presión o dolor abdominal. Si el linfocele se infecta, puede que haya fiebre o escalofríos y dolor abdominal. Se identifican linfoceles en uno a dos de cada 100 hombres sometidos a una prostatectomía radical. La incidencia real puede ser mayor, si se trata de linfoceles más pequeños que no ocasionan síntomas y, por tanto, no se los identifica. El tratamiento de un linfocele varía según su tamaño y síntomas. Si el linfocele es pequeño y no ocasiona síntomas, se lo puede vigilar para ver si desaparece por sí mismo. Si el linfocele es grande y ocasiona síntomas o si se infecta, entonces debe drenárselo. Generalmente, un radiólogo es capaz de pasar un túbulo de drenaje por de la piel, hasta la zona donde se ubica el linfocele, para drenar el fluido. El drenaje permanece en dicho lugar hasta que todo el líquido haya drenado y hasta que una ecografía o una TC muestre que el linfocele está resuelto. Para la mayoría de los pacientes, esto es todo lo que se necesita. El linfocele rara vez se repite, de hacerlo, se debe repetir el drenaje o realizar una cirugía.

45. ¿Qué es una exploración ProstaScint?

La exploración ProstaScint es una exploración de medicina nuclear que evalúa la glándula prostática y su zona circundante. La exploración utiliza un anticuerpo especial combinado con un material radiactivo para ayudar a hallar cáncer de próstata que pueda haberse dispersado a los ganglios linfáticos y al tejido prostático circundante. Se inyecta el material en una consulta y la exploración se realiza de 5 a 7 días después. La exploración ProstaScint se encuentra indicada para los siguientes casos:

1. Pacientes recientemente diagnosticados con cáncer de próstata, con una biopsia que lo compruebe y que se crea que está clínicamente localizado luego de las evaluaciones diagnósticas habituales (TC, gammagrafía ósea) en los que se sospeche que se encuentran en riesgo alto de tener metástasis en los ganglios linfáticos pélvicos.

2. Como toma de imágenes diagnósticas, luego de una prostatectomía radical, en pacientes con PSA en aumento y una evaluación de metástasis estándar con resultado negativo o no concluyente (TC y gammagrafía ósea), en los que exista una alta sospecha clínica de enfermedad metastásica oculta.

Aunque algunos estudios han demostrado que la ProstaScint es más sensible y específica que la TC y la IRM para la detección de la afectación de los ganglios linfáticos pélvicos con cáncer de próstata, actualmente no se la está utilizando en las pruebas de estadificación inicial de todos los pacientes con cáncer de próstata. Además, la interpretación de la ProstaScint debe ser realizada por un radiólogo experto en medicina nuclear.

PARTE CINCO

Tratamiento del cáncer de próstata

¿Por qué necesito que me atienda un equipo de médicos? ¿Quiénes son estos médicos?

¿Qué opciones de tratamiento tengo para el cáncer de próstata?

¿Qué son el cáncer de próstata resistente a la castración (CPRC) y el cáncer de próstata metastásico resistente a la castración (mCPRC) y cómo se los trata?

Más. . .

46. ¿Por qué necesito que me atienda un equipo de médicos? ¿Quiénes son estos médicos?

El cáncer es una enfermedad compleja y entenderla y tratarla requiere tener conocimientos sobre genética, biología molecular, farmacología, radioterapia, nutrición, cirugía y otra información esencial. Ningún médico puede brindar todo el cuidado y el servicio que usted necesita; por lo tanto, es necesario que un equipo de especialistas analice su caso desde el punto de vista de cada área de especialización clínica.

Tal vez desee hablar con su urólogo acerca de sumar a un *médico oncólogo* a su equipo de tratamiento. Este enfoque multidisciplinario le garantizará acceso a todas las opciones de tratamiento disponibles. Los siguientes médicos probablemente cumplan un rol en su equipo:

Urólogo: Un urólogo se especializa en el diagnóstico y tratamiento de trastornos del sistema genitourinario. Su urólogo probablemente le diagnosticó cáncer de próstata y lo ayudó a planificar su tratamiento. Este médico probablemente ha estado supervisando todos sus procedimientos y programa de terapia.

Oncólogo radioterapeuta: Este tipo de médico trata el cáncer a través de la radiación o rayos de alta energía. Es probable que haya recibido radioterapia de un oncólogo radioterapeuta en la forma de radiación de haz externo o braquiterapia. La radiación de haz externo dirige los rayos X desde una máquina hacia la glándula prostática. La braquiterapia consiste de semillas radioactivas pequeñas que se colocan dentro de o cerca del tumor (ver Pregunta 47).

Médico oncólogo: Si el cáncer de próstata reaparece a pesar de la cirugía o ya no responde a la terapia hormonal, se debería incorporar a un médico oncólogo al equipo dado que podría utilizar quimioterapia, inmunoterapia

Urólogo

Médico que se especializa en la evaluación y en el tratamiento de enfermedades del tracto genitourinario en hombres y mujeres.

Oncólogo radioterapeuta

Médico que trata el cáncer a través del uso de la radioterapia.

Médico oncólogo

Ver Oncólogo.

y terapias alternativas que afectan la producción/acción hormonal. Un médico oncólogo es un médico que se especializa en tratar pacientes diagnosticados con cáncer. Lo ayuda a planificar la quimioterapia u otras terapias y se hace cargo de estos tratamientos. El médico oncólogo puede hacer recomendaciones respecto de los ensayos clínicos (ver Pregunta 89).

47. ¿Qué opciones de tratamiento tengo para el cáncer de próstata?

Comentario de Cliff:

Finalmente, después de darme cuenta que a pesar de sentirme muy bien, tenía cáncer de próstata, debía determinar cuál era el mejor tratamiento para mí. Cuando me enfrenté con la opción de extraer la próstata o no, sabía que, aunque estaba petrificado ante la idea de una cirugía, se trataba de la mejor opción a largo plazo. Sabía que no podía vivir con mi glándula prostática y la pregunta permanente era si quedaban células cancerígenas viables en mi próstata después de las semillas intersticiales o la radioterapia.

Hay muchas opciones de tratamiento disponibles para tratar el cáncer de próstata, cada una de ellas con sus propios riesgos y beneficios (**Tabla 6**). Las opciones disponibles pueden variar con el grado del tumor, el nivel de diseminación del tumor, su estado de salud general y la expectativa de vida y preferencias personales. Los tratamientos del cáncer de próstata se dividen en aquellos que pretenden "curar" el cáncer (terapias definitivas) y aquellos que son **paliativos**, que pretenden frenar el crecimiento del cáncer de próstata y tratar sus síntomas. Las terapias definitivas para el cáncer de próstata localizado incluyen: terapia intersticial de semillas (braquiterapia), radiación de haz externo (EBRT, por sus siglas en inglés) y prostatectomía radical (ya sea abierta, laparoscopía o robótica). Otras terapias, como la crioterapia, el

Paliativo

Tratamiento indicado para aliviar un problema particular sin necesariamente resolverlo, por ejemplo, se indica terapia paliativa para aliviar síntomas y mejorar la calidad de vida, pero no constituye una cura para el paciente.

Los tratamientos del cáncer de próstata se dividen en aquellos que pretenden "curar" el cáncer (terapias definitivas) y aquellos que son paliativos, que pretenden frenar el crecimiento del cáncer de próstata y tratar sus síntomas.

Tabla 6 Opciones de tratamiento inicial para el cáncer de próstata

Modo de tratamiento	Ventajas	Desventajas	Curativo: Sí/No	Alternativa si falla
Terapia hormonal • Terapia que evita la producción de hormonas masculinas (andrógenos): • Tratamiento principal para hombres mayores con cáncer de próstata que no desean someterse a cirugía o formas de XRT pero tampoco quieren quedarse observando y esperar.	1. *Orquiectomía:* Un procedimiento puntual que evita la necesidad de inyecciones; disminuye la testosterona rápidamente casi a cero y es permanente. 2. *Agonista/antagonista de GnRH:* No permanente.	1. *Orquiectomía:* Procedimiento ambulatorio permanente que incluye una cirugía menor, riesgo de infección, sangrado, dolor. 2. *Agonista de GnRH:* Puede tener rebrote de dolor óseo en aquellas personas con metástasis ósea; estos hombres deben ser pretratados con un bloqueador del receptor androgénico; requiere visitas y/o inyecciones mensuales a anuales, las cuales pueden ser costosas. El antagonista de GnRH evita el rebrote de dolor óseo pero actualmente no está disponible como una inyección mensual.	No: terapia hormonal que frena el crecimiento de las células del cáncer de próstata que son sensibles a las hormonas. Utilizado para tratar el diagnóstico metastásico.	Quimioterapia Inmunoterapia y terapias alternativas que afectan la producción/acción de testosterona.
Crioterapia/cirugía	Mínimamente invasiva, sin pérdida de sangre. Recuperación más rápida; procedimiento puntual; puede utilizarse en aquellas personas que no se someten a RRPX o como procedimiento de rescate para la recurrencia local después de XRT.	Impotencia, estenosis uretral; retención urinaria, polaquiuria, disuria, hematuria, inflamación del pene o escroto; fístula, tratamiento incompleto del cáncer. Funciona mejor en próstatas pequeñas; más difícil de realizar si se realizó una resección transuretral de próstata anterior (TURP); incontinencia hasta un 30% cuando se utiliza como procedimiento de rescate.	La función no está bien definida; esta terapia se utiliza principalmente para los fracasos de XRT, pero algunos la han utilizado como tratamiento de primera línea.	Tratamiento hormonal, prostatectomía radical, pero hay más riesgo de complicaciones.

Modo de tratamiento	Ventajas	Desventajas	Curativo; Sí/No	Alternativa si falla
Prostatectomía radical retropública con/sin disección del ganglio linfático pélvico bilateral (abierto)	Procedimiento puntual que puede curar el cáncer de próstata en etapas tempranas. Permite la estadificación patológica de la enfermedad. PSA llega a un nivel indetectable si no hay cáncer de próstata remanente.	Incontinencia; impotencia; contracción del cuello vesical. Raramente: necesidad de transfusión de sangre, lesión del nervio, lesión rectal. Período de recuperación más largo, un 2 a un 4% de incidencia de incontinencia permanente. Entre un 20% y un 40% de incidencia de impotencia permanente. Riesgo de impotencia e incontinencia El riesgo de impotencia (ED, por sus siglas en inglés) varía con el estado de preservación del nervio y la función eréctil prequirúrgica.	Sí, en la determinación de la enfermedad localizada.	Si falla localmente, se utiliza la radioterapia de haz externo. Si falla en enfermedad a distancia (metástasis) se utilizan hormonas.
Prostatectomía perineal	Procedimiento puntual que puede curar el cáncer de próstata en etapas tempranas. Permite la estadificación patológica de la enfermedad. PSA llega a un nivel indetectable si no hay cáncer de próstata remanente. Evita la incisión abdominal.	La disección del ganglio linfático requiere un procedimiento independiente. Un número limitado de cirujanos están familiarizados con este procedimiento. Riesgo de impotencia e incontinencia El riesgo de impotencia (ED, por sus siglas en inglés) varía con el estado de preservación del nervio y la función eréctil prequirúrgica.	Sí, en la determinación de la enfermedad localizada.	Igual que con la prostatectomía radical.

(continúa)

Tabla 6 Opciones de tratamiento inicial para el cáncer de próstata (continuación)

Modo de tratamiento	Ventajas	Desventajas	Curativo; Sí/No	Alternativa si falla
Prostatectomía radical laparoscópica y prostatectomía radical robótica	Recuperación más rápida; menos dolor postoperatorio; posible mejor visualización de la anatomía pélvica. Permite la estadificación precisa; mismas ventajas que RRPX. Menos pérdida de sangre en comparación con la prostatectomía radical abierta.	Laparoscópica Un procedimiento largo que fue implementado por primera vez por Francia en 1998; los datos a largo plazo no están disponibles. Curva de aprendizaje empinada. El robot es extremadamente costoso.	Sí, si la enfermedad está localizada.	Localmente, XRT; en enfermedad a distancia, se utilizan hormonas.
	Robótica frente a laparoscópica: más rápida 0 puntual, fácil de realizar. Resultados a corto plazo comparables con la cirugía abierta.	Riesgo de impotencia e incontinencia. El riesgo de impotencia (ED, por sus siglas en inglés) varía con el estado de preservación del nervio y la función eréctil prequirúrgica.		
Radioterapia de haz externo	Procedimiento puntual; puede curar el cáncer de próstata en etapas tempranas. Incontinencia menos común que con cirugía. Sin riesgo de transfusión. El comienzo de la impotencia se demora y suele responder a la terapia oral.	Fatiga; reacción cutánea en áreas tratadas; polaquiuria y disuria; proctitis, sangrado rectal, heces frecuentes, urgencia; la función intestinal sigue siendo anormal; hematuria Poco frecuente: fístula. No se realiza un análisis del ganglio linfático o estadificación patológica; requiere tratamientos 5 días a la semana durante 6 o 7 semanas; entre un 30% y un 50% de posibilidad de tener disfunción eréctil; entre un 10% y un 15% de tener irritación rectal y/o vesical. Puede haber pérdida de cabello en el área que recibe la dosis completa como bello público. El PSA no alcanza niveles indetectables.	Sí, en la determinación de la enfermedad localizada.	Tratamiento hormonal. Prostatectomía de rescate con mayor riesgo asociado de incontinencia.

Modo de tratamiento	Ventajas	Desventajas	Curativo: Sí/No	Alternativa si falla
Braquiterapia (semillas intersticiales)	Mínimamente invasiva; recuperación rápida; sin tranfusiones.	Esta terapia no es apta para todos los pacientes (hombres con un cáncer de alto grado, PSA > 10, puntuación de Gleason ≥ 7, tienen más probabilidad de fracasar). Las glándulas grandes son más difíciles. Polaquiuria, urgencia urinaria, hematuria, irritación rectal, dolor, quemazón, frecuencia y urgencia de defecar. Posibilidad de impotencia o dolor con eyaculación; entre un 25% y un 60% de posibilidad de impotencia. Sin estadificación patológica; retención urinaria; más difícil de realizar si ha habido TURP previa.	En el corto plazo, si el cáncer de próstata es localizado, la braquiterapia parece ser curativa; se deben revisar los datos a largo plazo.	Prostatectomía de rescate si está localizado; hormonas si es enfermedad a distancia.

ultrasonido focalizado de alta intensidad (HIFU, por sus siglas en inglés) y la terapia de combinación (radiación de haz externo más terapia intersticial de semillas) no se utilizan comúnmente en hombres con cáncer de próstata localizado. Las terapias paliativas para el cáncer de próstata incluyen el uso de terapias hormonales y radioterapia para metástasis ósea sintomática. Para metástasis ósea extendida, se ha demostrado que las terapias sistémicas con radionucleidos, como Radio 223, son útiles en la disminución de dolor y eventos esqueléticos adversos. En aquellas personas con cáncer de próstata refractario a la terapia hormonal, la quimioterapia puede ser una opción al igual que la inmunoterapia/vacunoterapia.

Espera en observación

Observación activa y supervisión regular de un paciente sin tratamiento real.

Observación activa

Forma de terapia para el cáncer de próstata a través de la cual no se determina un tratamiento definitivo al inicio, pero se determina una terapia definitiva cuando se notan cambios predefinidos.

También se puede elegir la opción de **espera en observación** u **observación activa** (ver Pregunta 83). La espera en observación no incluye un tratamiento de inicio. Al contrario, se controla el cáncer de próstata con PSA y ERD periódicos y posiblemente, radiografías. La premisa de la espera en observación es que algunas personas no se beneficiarán del tratamiento definitivo para su cáncer de próstata. Con la espera en observación, se instituye un tratamiento paliativo (tratamiento diseñado para frenar el crecimiento del cáncer y para tratar los síntomas, pero no para curar el cáncer) para la progresión local o metastásica, si se produce. Las terapias paliativas incluyen: cortar la próstata (prostatectomía transuretral) si la próstata se agranda lo suficiente como para generar problemas al orinar, terapia hormonal para disminuir el tamaño y el crecimiento del cáncer de próstata y radioterapia si se produce una metástasis ósea sintomática.

La observación activa difiere de la espera en observación. El objetivo de la observación activa es brindar un tratamiento definitivo (curativo) a aquellos hombres con cáncer de próstata que tiene posibilidad de progresar y disminuir el riesgo de efectos secundarios relacionados con el tratamiento en hombres cuyos cáncer tienen menos probabilidad de progresar. Por lo tanto, con la observación activa uno también se somete a PSA y ERD periódicos, pero se instituye una terapia definitiva cuando se notan cambios predefinidos. No existen protocolos de observación activa establecidos, aunque se están realizando estudios al respecto. La Red Nacional Integral de Cáncer (NCCN, por sus siglas en inglés) ha fijado lineamientos acerca de la observación activa. La supervisión con la observación activa es más frecuente que con la espera en observación. La observación activa es mejor para pacientes mayores con expectativas de vida más cortas y con cáncer de próstata de menor riesgo. De conformidad con los lineamientos de la NCCN, se debería recomendar la observación activa para hombres con cáncer de próstata de bajo riesgo, cuya expectativa de vida es de < 20 años (etapa del tumor T1–T2a, puntuación de Gleason 2–6, PSA ≤ 10 ng/mL). Asimismo, la observación activa es una opción para pacientes con cáncer de próstata de riesgo muy bajo, cuya expectativa de vida es de hasta 20 años (etapa del tumor T1c, puntuación de Gleason ≤ 6, PSA menor o igual a 10, < 3 biopsias prostáticas por punción positivas, ≤ 50% de cáncer en una punción) (**Tabla 7**). Ver Pregunta 83 para más información acerca de la observación activa.

Actualmente, la cirugía es el tratamiento más común en el intento de curar el cáncer de próstata. El procedimiento quirúrgico se denomina prostatectomía radical e incluye la extracción de toda la glándula prostática.

Tabla 7 Lineamientos establecidos por la NCCN para los niveles de riesgo del cáncer de próstata

Nivel de riesgo	Etapa clínica	Puntuación de Gleason	PSA
Riesgo muy bajo	T1C	≤ 6	≤ 10 ng/mL,
			< 3 punciones de biopsia positivas,
	T1		≤ 50% en cualquier punción
Riesgo bajo	T2a	≤ 6	< 10 ng/mL
Riesgo intermedio	T2b–T2c	7	10–20 ng/mL
Riesgo alto	T3a	8–10	> 20 ng/mL
Riesgo muy alto	T3b–T4		

Actualmente, la cirugía es el tratamiento más común en el intento de curar el cáncer de próstata. El procedimiento quirúrgico se denomina prostatectomía radical (ver Pregunta 52) y consiste en la extracción de toda la glándula prostática. Se puede realizar una prostatectomía radical a través de una **incisión** (el corte de la piel al comienzo de la cirugía) que se extiende desde el ombligo hacia el hueso púbico (**Figura 9**), a través de una incisión perineal (entre el escroto y el ano) (**Figura 10**), a través de una laparoscopía (**Figura 11**), y más recientemente, con la asistencia de un robot (**Figura 12**). La elección de la técnica varía con las características corporales del paciente y la preferencia del urólogo.

La colocación **intersticial** de semillas (**braquiterapia**) es un procedimiento mínimamente invasivo y requiere un solo tratamiento. Similar a la prostatectomía radical, es un procedimiento que se realiza con la intención de curar. Este procedimiento consiste en la aplicación **percutánea** (a través de la piel) de semillas radioactivas en la próstata (ver Pregunta 58, **Figura 13**). De acuerdo con el grado y la etapa del cáncer de próstata y el PSA, se puede utilizar una radioterapia de haz externo conformacional (EBRT, por sus siglas en inglés) en la que los haces de radiación de alta energía son dirigidos a la próstata (u otro órgano objetivo) además de las semillas intersticiales.

EBRT conformacional es una nueva forma de realizar EBRT en la próstata. A través del uso de una tomografía computarizada (TC) y de la mejor capacidad de focalizar los efectos de radiación máxima en la próstata y menos en los tejidos circundantes, la EBRT conformacional puede disminuir los efectos secundarios y mejorar los resultados respecto de la EBRT tradicional. Este procedimiento también se realiza con la intención de curar.

Incisión

Corte de la piel al comienzo de la cirugía.

Intersticial

Dentro de un órgano, como la radioterapia interna, a través de la cual se plantan semillas radioactivas en la próstata.

Braquiterapia

Forma de radioterapia a través de la cual se colocan gránulos radioactivos en la próstata.

Percutáneo

A través de la piel.

EBRT conformacional

EBRT que utiliza imágenes por tomografía computarizada (TC) para tener una mejor visión de los focos de radiación y los tejidos normales.

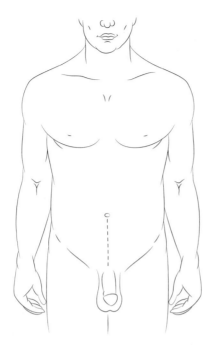

Figura 9 Incisión quirúrgica para la prostatectomía radical retropúbica. Se realiza una incisión en la línea media desde la sínfisis pública hasta el ombligo.

Reimpreso con permiso de Graham SD y Glenn JF (eds.), *Glenn's Urologic Surgery*, 5ta Edición, Filadelfia, PA: Lippincott Williams & Wilkins, 1998. http://lww.com

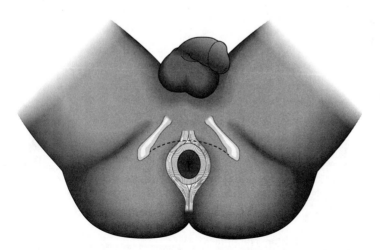

Figura 10 Prostatectomía radical perineal, líneas de incisión.

Datos obtenidos de AUA Update Series 1994, Vol. 13, Lesson 5, Gibbons RP, Copyright © American Urological Association Inc.

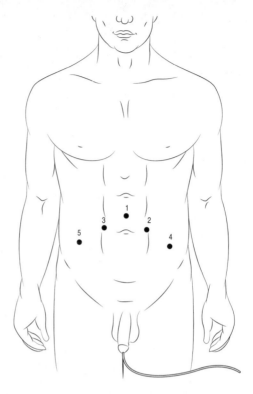

Figura 11 Sitios del trócar para la prostatectomía radical laparoscópica.
Reimpreso de *Urol Clin N Am*, Vol. 28, No. 2, Gill SI and Zippe CD, Laparoscopic radical prostatectomy: technique, pp. 423–36, Copyright 2001, con permiso de Elsevier.

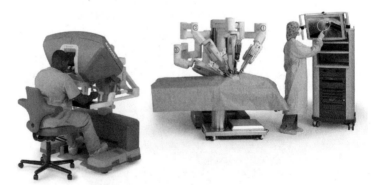

Figura 12 El sistema quirúrgico Da Vinci.
© 2011 Intuitive Surgical, Inc.

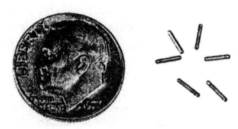

Figura 13 Tamaño real de las semillas I-125 utilizadas para braquiterapia.
Reimpreso con permiso de Nycomed Amersham/GE Healthcare.

La **crioterapia** es un procedimiento mínimamente invasivo en el cual se colocan sondas por vía percutánea en la próstata bajo guía ecográfica. Se administra nitrógeno líquido, o más comúnmente, gas argón a través de las sondas para "congelar" y matar las células cancerígenas (ver Pregunta 71). La mejor declaración normativa sobre crioterapia de la Asociación Americana de Urología (AUA, por sus siglas en inglés) indica que la criocirugía primaria es una opción, cuando es adecuada, para hombres con una enfermedad clínicamente confinada a un órgano de cualquier grado con evaluación metastásica negativa. Puede ser más difícil en hombres con próstatas más grandes (www.auanet.org). Actualmente, este procedimiento se utiliza más comúnmente como un procedimiento de segunda línea cuando una persona no ha respondido a la EBRT. También se utiliza con la intención de curar.

El ultrasonido focalizado de alta intensidad (HIFU, por sus siglas en inglés) es un procedimiento que se realiza en Europa y parece ser una opción para el cáncer de próstata con puntuación de Gleason más baja y a la recurrencia local del cáncer de próstata con posterioridad a una radioterapia de haz externo. El procedimiento se lleva a cabo mediante la inserción de una sonda en el recto. La sonda emite ultrasonido altamente focalizado en la próstata. El ultrasonido focalizado de alta intensidad calienta la próstata a temperaturas entre 80

Crioterapia, criocirugía

Tratamiento del cáncer de próstata en el cual la próstata se congela para destruir las células cancerígenas.

y 100 grados centígrados, que es suficiente para matar las células de cáncer de próstata. El efecto se limita a la próstata y no irrita el tejido rectal. No está aprobado el uso de HIFU en los Estados Unidos.

Terapia hormonal

Manipulación de la evolución natural de una enfermedad y los síntomas a través del uso de hormonas.

La **terapia hormonal**, a través del uso de comprimidos, inyecciones, comprimidos e inyecciones u orquietocmía bilateral, es un enfoque paliativo al tratamiento del cáncer de próstata. Al remover o prevenir la acción de la testosterona en el cáncer de próstata, estas terapias reducen el cáncer de próstata y frenan su crecimiento. Sin embargo, no curan el cáncer de próstata (ver Pregunta 75).

Radioterapia

Uso de haces radioactivos o implantes para matar células cancerígenas.

La **radioterapia** se utiliza, generalmente, como tratamiento paliativo para pacientes con dolor ocasionado por metástasis ósea.

Para hombres con metástasis ósea sintomática extendida, se ha aprobado el uso de bifosfonato, ácido zoledrónico para disminuir el riesgo de complicaciones esqueléticas en hombres con cáncer de próstata metastásico resistente a la castración (mCRPC). Es una infusión intravenosa que se administra cada 3 a 4 semanas. Denosumab (Prolia, Xgeva), inhibidor del ligando RANK, que previene la descomposición del hueso y ha demostrado disminuir la incidencia de fracturas óseas. Se administra como una inyección subcutánea cada 4 semanas. Los pacientes necesitan tomar calcio y vitamina D con la terapia con denosumab. Para pacientes con dolor significativo y metástasis óseas más extendidas, los tratamientos intravenosos con radionucleidos que están dirigidos a las metástasis óseas pueden ser útiles. La Administración de Medicamentos y Alimentos (FDA, por sus siglas en inglés) ha aprobado varias terapias, dentro de las cuales la más nueva es Radio 223 que ha demostrado que no solo reduce el dolor, sino que también está asociada con la prolongación de la supervivencia en 3,6 meses. Además, tiene pocos efectos en los conteos de glóbulos rojos respecto de terapias con radionucleidos anteriormente aprobadas.

La **quimioterapia** consiste en el uso de fármacos poderosos para matar células cancerígenas o interferir con su crecimiento. Los fármacos para la quimioterapia son buenos en la lucha contra el cáncer dado que afectan mayormente las células cancerígenas que se multiplican rápidamente. Algunas células sanas en el cuerpo también se dividen rápidamente, como las células que producen el cabello, la sangre, las uñas, y el recubrimiento de la boca y el tracto intestinal. Las células en estas partes del cuerpo pueden verse dañadas con la quimioterapia. Por lo tanto, algunos de los efectos secundarios comunes de la quimioterapia incluyen pérdida de cabello, bajo conteo de glóbulos blancos, cambios en las uñas, irritación de la boca y de la garganta, náuseas y vómitos.

La quimioterapia puede ser inyectada en una vena o administrada por boca. El medicamento pasa a través del cuerpo hasta algunas células cancerígenas que pueden haberse diseminado más allá de la próstata. En general, los pacientes que reciben terapia hormonal antes de la quimioterapia continúan con su tratamiento hormonal durante el curso de su quimioterapia.

Se evalúan varios regímenes de quimioterapia para identificar fármacos que pueden ser efectivos contra el cáncer de próstata. El fármaco ideal sería uno que mata el cáncer de próstata, en lugar de solo disminuir su crecimiento. Recientemente, la Administración de Medicamentos y Alimentos ha aprobado el uso de algunas quimioterapias para hombres con cáncer de próstata resistente a la castración (aquellos hombres cuyo cáncer de próstata está creciendo a pesar de tomar medicamentos que previenen la producción de testosterona). Se están realizando ensayos clínicos para identificar nuevos medicamentos y combinaciones de medicamentos con

Quimioterapia

Tratamiento para el cáncer que utiliza medicamentos fuertes para debilitar y destruir células cancerígenas.

la esperanza de identificar terapias más efectivas con menos efectos secundarios (ver Pregunta 89).

Inmunoterapia/vacunoterapia

La inmunoterapia es el tratamiento de una enfermedad mediante la inducción, mejora o supresión de una respuesta inmune. La vacunoterapia es un tipo de terapia inmune que consiste en la inyección de un químico, un antígeno, en una persona. El antígeno estimula al cuerpo de un individuo a producir células que combaten el antígeno y que al hacerlo, matan células cancerígenas. Actualmente existe una vacunoterapia aprobada por la FDA (Sipuleucel-T (provenge)) para el tratamiento de cáncer de próstata metastásico sintomático o mínimamente sintomático que es resistente a la terapia hormonal (ver Pregunta 78).

48. ¿Cómo decido qué tratamiento es mejor para mí?

Es responsabilidad de su médico informarle con precisión la probabilidad de los efectos secundarios de cada una de las opciones de tratamiento y los remedios disponibles para tratar dichos efectos secundarios.

Actualmente, la carga de la toma de una decisión médica recae en usted, el paciente y es nuestro deber como médicos brindarle información que le permitirá tomar la decisión. Cuando estamos forzados a tomar una decisión difícil, solemos confiar en nuestros seres queridos, amigos cercanos y personas con conocimiento que nos ayudan, pero ninguno de ellos tiene que vivir con los efectos de dicha decisión. A medida que pondera las ventajas y desventajas de cada una de las opciones de tratamiento, es importante que piense cómo lo afectarán. Ahora es momento de ser honesto con usted mismo acerca de qué efectos secundarios puede o no tolerar. Es responsabilidad de su médico informarle con precisión la probabilidad de los efectos secundarios de cada una de las opciones de tratamiento y los remedios disponibles para tratar dichos efectos secundarios. Cuando nos enfrentamos con un diagnóstico de cáncer de próstata, el primer impulso es eliminarlo a toda costa. Desafortunadamente, una vez que el cáncer de próstata ha sido tratado y que estamos menos preocupados, los efectos secundarios del tratamiento pueden ser más molestos, es por ello que debería pensar seriamente en ellos de antemano.

Cuando se asesora a un paciente, la primera pregunta que formulo es "¿Puede vivir con su próstata por un largo tiempo?" Si la respuesta es no, que estaría permanentemente preocupado sobre si el cáncer permanece en la próstata si ésta no se extrae, entonces probablemente lo mejor para usted sea una prostatectomía radical. Otros problemas a tener en cuenta son el impacto de la incontinencia y la disfunción eréctil en su estilo de vida. Virtualmente, todas las formas de terapia pueden causar una disfunción eréctil. Si ello es una preocupación en particular, entonces puede ser adecuado que se reúna con un urólogo que trata la disfunción eréctil para discutir las opciones de tratamiento antes de comenzar con un tratamiento para el cáncer de próstata. De manera similar, puede ser útil discutir los diferentes tratamientos para la incontinencia o la incapacidad para orinar (**retención**) con su urólogo u oncólogo radioterapeuta antes de someterse a un tratamiento. Su médico puede darle algunas recomendaciones sobre el tratamiento de acuerdo a su edad, sus condiciones médicas y etapa clínica de su cáncer de próstata. Si tiene preguntas sobre por qué se dan algunas recomendaciones, ahora es momento de formularlas. Recuerde, ninguna pregunta es estúpida. Su médico quiere que se sienta cómodo con su decisión y lo ayudará a encontrar la información que necesita. Asimismo, existen organizaciones que le pueden brindar información respecto del tratamiento y los efectos secundarios (ver Anexo).

En un esfuerzo por ayudar a determinar qué terapias tienen mayor posibilidad de curar su cáncer de próstata,

Retención

Dificultad para vaciar la vejiga con orina, puede ser completa, lo que significa que no se puede eliminar la orina; o parcial, lo que significa que queda orina en la vejiga después de la micción.

los investigadores han estratificado el cáncer de próstata en varios niveles de riesgo para la progresión de la enfermedad (Tabla 7). Las recomendaciones sobre el tratamiento varían con el riesgo.

Los pacientes con riesgo bajo suelen estar bien con una sola terapia como la prostatectomía radical, la radioterapia de haz externo o la terapia intersticial de semillas. Los pacientes con riesgo alto tienen más probabilidad de experimentar una falla en el tratamiento y se suele recomendar una terapia de combinación como una terapia de haz externo y una terapia hormonal.

49. Algunos de mis amigos tienen cáncer de próstata y han sido sometidos a varios tratamientos con buenos resultados. ¿Puedo someterme a los mismos tratamientos que ellos?

Suele ser útil discutir con sus amigos cómo tomaron sus decisiones finales acerca de los tratamientos. Pueden ayudarlo a desarrollar una lista de preguntas y preocupaciones para tratar con su(s) médico(s). Sin embargo, recuerde que todos somos diferentes y aquello que puede ser adecuado para su amigo puede no serlo para usted. Su puntuación de Gleason, PSA, volumen del cáncer y su estado de salud general pueden ser diferentes de los de sus amigos. Su amigo puede no soportar seguir teniendo la próstata y puede desear una prostatectomía radical a toda costa; mientras que usted puede estar muy preocupado por la incontinencia urinaria y esta preocupación puede afectar su decisión. Por lo tanto, la decisión final es suya.

50. ¿Cómo elijo mi urólogo, oncólogo radioterapeuta y/u oncólogo?

Comentario de Cliff:

Mi primer urólogo, la persona que realiza biopsias prostáticas, me explicó en detalle las tres opciones de tratamiento: radiación, semillas o prostatectomía radical. Sin embargo, su presentación fue abrupta, no mostró compasión y pareció un discurso de memoria. Yo había leído algo sobre el cáncer de próstata y le formulé algunas preguntas. Cuando traté de discutir sus calificaciones y su éxito en preservar la función eréctil su respuesta fue que sus resultados son tan buenos como los resultados de otros médicos en el área y que si quería podía atenderme con Johns Hopkins. Luego, dijo abiertamente que yo solo debía asumir que sería impotente después de la cirugía - ¡NO ERA PARA MÍ! El urólogo que finalmente elegí para realizarme la cirugía fue paciente, compasivo con mi situación y mis sentimientos, y discutió conmigo el problema de la potencia y sus tasas de éxito con la prostatectomía radical con preservación del nervio. Me indicó que dado mi puntuación de Gleason, PSA y resultados de la biopsia, trataría de preservar un grupo de nervios con la esperanza de preservar mi función eréctil. ¡ERA EL INDICADO PARA MÍ!

Como se discutió en la Pregunta 46, es común que los pacientes con cáncer de próstata sean tratados por un equipo multidisciplinario de médicos y otros proveedores de salud. Este sistema de equipos, en donde cada médico clínico brinda asistencia en su área de especialidad, se ha convertido en un enfoque estándar en el tratamiento moderno del cáncer.

Si su proveedor de cuidados primarios realiza un examen de detección de cáncer de próstata y detecta una anormalidad en su PSA y/o exploración rectal, podrá remitirlo a un urólogo o a una práctica de urología para otra evaluación. Al elegir un urólogo para sus biopsias prostáticas (y posterior control si las biopsias tienen resultado positivo),

Al elegir un urólogo para sus biopsias prostáticas (y posterior control si las biopsias tienen resultado positivo), debería considerar elegir un urólogo que trate cáncer de próstata en forma regular.

debería considerar elegir un urólogo que trate cáncer de próstata en forma regular. Debe tener en cuenta muchas cuestiones al elegir a su médico:

Competencia. Desea un médico capaz que tenga conocimiento y que pueda aplicarlo.

Habilidades técnicas. Si planea someterse a una cirugía de cáncer de próstata, seguramente desee elegir una persona que realice muchas prostatectomías radicales. El urólogo debería conocer su propia tasa de complicaciones (una **complicación** es un resultado indeseado de un tratamiento) y la tasa de éxito y debería sentirse cómodo discutiendo este tema con usted. El antiguo dicho "la práctica hace al maestro" es verdadera hasta cierto punto.

Compasión. Cáncer es una palabra aterradora y una enfermedad sin importar como uno la vea. Usted quiere que su médico lo comprenda y desea tomarse el tiempo para ayudarlo a tomar su decisión sobre control para sentirse cómodo con ella.

Accesibilidad. A medida que pasa por el proceso de toma de decisiones, desea poder formular preguntas a su médico y que estas preguntas sean contestadas en tiempo y forma. Las demoras en el diagnóstico y tratamiento solo suman más ansiedad.

Comunicación. Debería esperar que el equipo de médicos y otras personas que siguen su caso se comuniquen entre sí de forma adecuada y efectiva así como también directamente con usted.

Los mismos conceptos se aplican a su elección de un **oncólogo** (especialista médico que está capacitado para evaluar y tratar cáncer) o un oncólogo radioterapeuta (un médico que trata cáncer a través del uso de la radioterapia). Amigos que tienen cáncer de próstata también

Complicación

Resultado no deseado de un tratamiento, una cirugía, o un medicamento.

Oncólogo

Especialista médico capacitado para evaluar y tratar el cáncer.

lo pueden asistir con la identificación de un urólogo, un oncólogo o un oncólogo radioterapeuta que se especializa en el tratamiento del cáncer de próstata.

51. ¿Debería obtener una segunda opinión?

Comentario de Cliff:

Creo que una segunda opinión es fundamental si tiene dudas. Recuerde, se trata de su vida y desea recibir el mejor asesoramiento.

La decisión de cómo tratar mejor el cáncer de próstata es una decisión importante. Se puede sentir muy cómodo con la información que le ha brindado su urólogo/oncólogo radioterapeuta/oncólogo y se puede sentir cómodo al tomar una decisión sabia. Si siente que no ha recibido suficiente información o está preocupado acerca de las recomendaciones sobre tratamientos que su urólogo/oncólogo radioterapeuta/oncólogo le da, entonces es adecuado que busque una segunda opinión. Con todas las formas de terapia, es importante asegurarse que aquellos en el centro donde recibirá tratamiento tienen experiencia con la forma de terapia que seleccione. No es descabellado que le consulte al urólogo u oncólogo radioterapeuta/oncólogo cuáles son sus tasas de éxito, falla y complicación de la institución. Es fácil para el médico citar los resultados de grandes estudios que muestran la efectividad y seguridad del tratamiento, pero para usted es importante saber los resultados de su equipo local. Si está preocupado por la falta de información respecto de estos resultados, puede ser adecuado pedir una segunda opinión. Algunos pacientes tienen miedo de pedir una segunda opinión porque están preocupados que su médico se ofenda, pero la mayoría de los médicos comprenden las decisiones difíciles que debe tomar y quieren que se sienta lo más cómodo posible con su decisión. De hecho, muchos pueden ayudar a coordinar que las copias de sus informes patológicos, notas clínicas, análisis de laboratorio y resultados de radiografías sean enviadas al médico que está viendo para obtener una segunda opinión.

52. ¿Qué es una prostatectomía radical? ¿Cuáles son los riesgos y las complicaciones de la prostatectomía radical?

Catéter

Tubo hueco que permite el drenaje de líquidos de un área o su inyección en un área.

La prostatectomía radical es el procedimiento quirúrgico a través del cual se extrae toda la próstata, así como las vesículas seminales, la sección de la uretra que pasa a través de la próstata, los extremos de los conductos deferentes y una porción del cuello vesical.

La prostatectomía radical es el procedimiento quirúrgico a través del cual se extrae toda la próstata, así como las vesículas seminales, la sección de la uretra que pasa a través de la próstata, los extremos de los conductos deferentes y una porción del cuello vesical. Después de la extracción de la próstata y de las estructuras circundantes, se vuelve a unir la vejiga a la uretra restante. Se coloca un **catéter**, un tubo hueco, a través del pene en la vejiga antes de que se aten los puntos que sujetan la vejiga a la uretra. El catéter permite el drenaje de la orina mientras que la vejiga y la uretra se curan juntos. Dado que se puede producir un sangrado leve, drenaje linfático y de orina, se coloca un drenaje pequeño a través de la piel del abdomen hacia la pelvis. Se extrae el drenaje cuando la salida de líquido disminuye. Al momento de la prostatectomía radical, dependiendo del enfoque utilizado, se extraen los ganglios linfáticos pélvicos, que suelen ser una ubicación común de la metástasis del cáncer de próstata (ver Pregunta 44). Se puede realizar una prostatectomía radical mediante tres enfoques diferentes. En el enfoque retropúbico abierto, se realiza una incisión que se extiende desde el ombligo hasta la sínfisis púbica (hueso púbico) (Figura 9). También se puede realizar la prostatectomía radical mediante laparoscopía a través de pequeñas incisiones en varias partes del abdomen (Figura 11) o a través de un enfoque perineal, con la incisión en el área entre el escroto y el ano (Figura 10). Más recientemente, se puede realizar la prostatectomía radical con el uso de un robot, prostatectomía radical robótica, la cual es similar a la cirugía laparoscópica en que es menos invasiva que una cirugía abierta (Figura 12).

La prostatectomía radical difiere de una resección transuretral de la próstata (TURP) y una prostatectomía suprapúbica en que, en la prostatectomía radical se extrae toda la próstata. Por lo tanto, a diferencia de la TURP y de una prostatectomía suprapúbica abierta, el PSA debería disminuir a un nivel indetectable dentro de un mes o más después del procedimiento si no hay células de cáncer de próstata presentes.

La decisión respecto de qué enfoque se utilizará para una prostatectomía radical depende de la preferencia y capacidad de su urólogo, sus características corporales y si se planea la disección del ganglio linfático.

Una ventaja del enfoque retropúbico es que permite el fácil acceso a los ganglios linfáticos pélvicos, por lo cual, se puede realizar una disección del ganglio linfático pélvico fácilmente al mismo tiempo. Además, los vasos sanguíneos y los nervios que controlan su potencia se visualizan fácilmente. Una desventaja de este procedimiento es la incisión abdominal, la cual puede derivar en un tiempo de recuperación más largo y mayor incomodidad y una mayor pérdida de sangre en comparación con la prostatectomía radical laparoscópica y robótica.

La **prostatectomía perineal** no incluye una incisión abdominal y se considera menos incómoda y el período de recuperación es más corto. El enfoque perineal permite una buena visualización del tracto de salida vesical y la uretra para su unión; sin embargo, los nervios que controlan la potencia no se ven tan fácilmente como sí

Prostatectomía perineal

Extracción de la próstata completa, las vesículas seminales, y parte de los conductos deferentes a través de una incisión en el perineo.

87

Prostatectomía radical laparoscópica

Extracción de la próstata completa, las vesículas seminales, y parte de los conductos deferentes mediante laparoscopía.

laparoscopía

Procedimiento quirúrgico en donde se inserta un instrumento óptico de fibra a través de la pared abdominal para visualizar los órganos en el abdomen o permitir un procedimiento quirúrgico.

La prostatectomía radical laparoscópica es un procedimiento que tiene las ventajas del enfoque retropúbico, pero como se realizan varias incisiones abdominales pequeñas a diferencia de la incisión de la línea media más larga, es menor la molestia y más rápida la recuperación con este enfoque.

se ven con el enfoque retropúbico. Otra desventaja de este procedimiento es que no permite la extracción de los ganglios linfáticos pélvicos a través de una incisión perineal y requeriría una incisión adicional para la disección del ganglio linfático pélvico. Este procedimiento es más adecuado para hombres con sobrepeso, para quienes el enfoque retropúbico es más difícil.

La **prostatectomía radical laparoscópica** es un procedimiento que tiene las ventajas del enfoque retropúbico, pero como se realizan varias incisiones abdominales pequeñas a diferencia de la incisión más larga en la línea media, es menor la incomodidad y más rápida la recuperación con este enfoque. La desventaja de este procedimiento es que requiere un cirujano entendido en **laparoscopía** (cirugía realizada a través de pequeñas incisiones con visualización proporcionada por un instrumento telescópico pequeño e instrumentos finos que encajan en las pequeñas incisiones), y actualmente parece tardar más realizarla que una prostatectomía radical robótica. Los resultados de la prostatectomía laparoscópica, es decir, los índices de incontinencia urinaria, función eréctil y margen positivo (células cancerígenas en el borde de la muestra) son similares a los índices de una cirugía abierta.

La **prostatectomía radical robótica** es la forma más nueva de cirugía mínimamente invasiva para el cáncer de próstata. El procedimiento se realiza utilizando un robot de 3 o 4 brazos. El robot es controlado por el cirujano, quien se sienta en un escritorio especial y controla el movimiento de los brazos del robot. Las ventajas de la prostatectomía robótica son su fácil uso en comparación con la laparoscopía y la cirugía tiende a ser más rápida en comparación con la laparoscopía. Además, los brazos del robot tienen movimientos similares a un brazo/una mano/una muñeca de un ser humano, pero los temblores que pueden aparecer con los movimientos del ser humano son controlados. Los brazos del robot tienen un rango de movimiento mayor que un brazo de un ser humano. Además, la pérdida de sangre asociada con la prostatectomía radical robótica es menor que con la prostatectomía radical abierta. Una desventaja del robot es que es costoso y no todos los hospitales pueden comprar un robot. Los resultados con el robot son similares a aquellos de la prostatectomía laparoscópica y de la prostatectomía radical abierta; sin embargo, los resultados a largo plazo no están disponibles para el robot y son limitados para la prostatectomía radical laparoscópica (Figura 12).

Todos los procedimientos quirúrgicos tienen riesgos, y los más comunes son infección, sangrado, dolor y complicaciones anestésicas. Los procedimientos quirúrgicos importantes, que consisten de plazos de operación más largos y menor movilidad postoperatoria, tienen el riesgo de producir coágulos en las piernas (trombosis venosas profundas), émbolo pulmonar, neumonía y úlceras estomacales por estrés. Las complicaciones de la prostatectomía radical incluyen **hernia** (un debilitamiento en el músculo que genera una protuberancia), sangrado significativo que requiere una transfusión de sangre, infección, complicaciones relacionadas con la anestesia, impotencia, incontinencia urinaria, contracción del cuello vesical, linfocele (ver linfocele en riesgos de la disección del ganglio linfático, Pregunta 44), trombosis venosa profunda, lesión del recto y muerte.

Sangrado

En la pelvis y alrededor de la próstata hay muchos vasos sanguíneos grandes, incluso la vena dorsal que se encuentra encima de la próstata. Para extraer la próstata, se suele atar y cortar esta vena, lo cual podría causar un sangrado significativo y rápido. En la mayoría de los casos, la pérdida de sangre es menos de una pinta (**unidad**) de sangre, pero en aproximadamente un 5% a

Prostatectomía radical robótica

Prostatectomía radical realizada con la asistencia de un robot.

Hernia

Debilitamiento en el músculo que genera una protuberancia, generalmente en la ingle.

Unidad

Término que se refiere a una pinta de sangre.

un 10% de los casos, se necesita una transfusión. La cantidad de sangre perdida tiende a ser menor con prostatectomías laparoscópica y robótica en comparación con la prostatectomía radical retropúbica abierta.

Infección

Se pueden producir distintos tipos de infecciones con la cirugía. Se puede producir una infección de la piel (celulitis) en la incisión, un absceso (acumulación de pus) debajo de la piel o profundo en la pelvis, o una infección del tracto urinario. Una infección de la piel en la incisión se presenta típicamente con enrojecimiento, inflamación, sensibilidad y ocasionalmente, drenaje en la incisión. Ante la ausencia de pus, esto suele tratarse exitosamente con antibióticos orales; en pocos casos, se indican antibióticos intravenosos.

Los abscesos son acumulaciones de pus y pueden producirse justo debajo de la piel o con más profundidad en la pelvis y necesitar drenaje. Los abscesos más superficiales pueden tratarse abriendo la incisión, drenando el pus y vendando la herida con gasa estéril; el vendaje continúa hasta que el área cicatrice. Si el absceso se produce en la pelvis, se puede tratar colocando un drenaje a través de la piel en el absceso y drenando el pus. Se suele realizar mediante guía radiográfica con un radiólogo intervencionista.

Los efectos secundarios más comúnmente encontrados en la anestesia general son garganta irritada, náuseas y vómitos, pero las complicaciones anestésicas significativas son poco frecuentes.

Las infecciones del tracto urinario derivan del uso de un catéter, el cual drena la vejiga durante el proceso de cicatrización. El riesgo de una infección del tracto urinario aumenta con el número de días que el catéter está colocado. Dado que la mayoría de los urólogos dejan el catéter durante 1 a 2 semanas después de la cirugía, su urólogo le solicitará que deje una muestra de orina en el laboratorio 2 a 3 días antes de la extracción del catéter para que puedan detectar si hay bacterias y de ser así, para tratarlas y evitar una infección después de la extracción del catéter. Los signos de una infección del tracto urinario incluyen polaquiuria, urgencia miccional y molestias al orinar y en algunos casos, fiebre muy baja.

Complicaciones anestésicas

Los pacientes deben someterse a **anestesia general** (anestesia que consiste en la pérdida total de conciencia) para su prostatectomía radical; sin embargo, se puede realizar el procedimiento con anestesia espinal. La **anestesia epidural** se puede utilizar para mejorar el dolor postoperatorio y disminuir los requisitos anestésicos intraoperatorios. Los efectos secundarios más comúnmente encontrados en la anestesia general son garganta irritada, náuseas y vómitos, pero las complicaciones anestésicas significativas son poco frecuentes. Con catéteres epidurales, los efectos secundarios posibles incluyen la disminución de la tensión arterial y bloqueos musculares, que pueden afectar el movimiento de una pierna. Con procedimientos menos invasivos, como la prostatectomía radical robótica, parece haber menos dolor.

Anestesia general

Anestesia que implica la pérdida total de consciencia.

Anestesia epidural

Tipo especial de anestesia a través del cual los medicamentos para el dolor se colocan a través de un catéter en la espalda, en el líquido que rodea la médula espinal.

Impotencia

La impotencia o **disfunción eréctil**, es desafortunadamente un riesgo comúnmente identificado de la prostatectomía radical mediante cualquier técnica. Los nervios que proveen al pene y participan del proceso eréctil se ubican de cada lado de la próstata y la uretra. Pueden ser extraídos deliberadamente por el cirujano (prostatectomía radical sin preservación del nervio) o pueden ser dañados de manera permanente o transitoria. Cuando el cirujano trata de evitar dañar los nervios, se denomina prostatectomía con preservación del nervio. La decisión de tratar de preservar uno o ambos conjuntos de nervios varía con la experiencia del cirujano, su puntuación de Gleason, su nivel de PSA y el volumen (cantidad) de tumor identificado en las biopsias. La incidencia de

Disfunción eréctil

Incapacidad de lograr y/o mantener una erección satisfactoria para un rendimiento sexual completo.

Son muchos los factores que pueden afectar la función eréctil después de la cirugía e incluyen su función eréctil antes de la cirugía, su edad, su etapa tumoral patológica, y la extensión de preservación de los nervios.

la disfunción eréctil postoperatoria puede no superar el 25% en hombres menores de 60 años de edad que se someten a una prostatectomía radical con preservación del nervio bilateral o puede llegar al 62% en hombres mayores de 70 años de edad que se someten a una prostatectoíia radical con preservación del nervio unilateral. Son muchos los factores que pueden afectar la función eréctil después de la cirugía e incluyen su función eréctil antes de la cirugía, su edad, su etapa tumoral patológica y la extensión de preservación de los nervios. La disfunción eréctil después de la prostatectomía radical puede resolverse transcurrido un año o dos años de la cirugía. Durante ese plazo y si el problema persiste, podrá buscar tratamiento para ello (ver Pregunta 91). Algunos estudios han demostrado que la recuperación de la función eréctil puede mejorarse utilizando terapias médicas poco después de la prostatectomía radical hasta que se recupera la función eréctil. Después de una prostatectomía radical, no se produce la eyaculación dado que las fuentes del fluido han sido extraídas (próstata y vesículas seminales) o atadas (los conductos deferentes). Sin embargo, podrá experimentar clímax (llegar a un orgasmo).

Incontinencia urinaria

Pérdida no intencional de orina.

Incontinencia urinaria

La incontinencia urinaria es otro riesgo de la prostatectomía radical.

Comentario de Cliff:

Este es el riesgo al que más le temía. Recuerdo buscar los pañales y los apósitos el día que me extrajeron mi catéter, por Dios, pensé, tengo 60 años y voy a utilizar pañales. De más está decir, que mi esposa no sentía compasión cuando me quejaba acerca de la posibilidad de tener que usar apósitos. Sin embargo, tuve suerte, tuve dos "pérdidas" pequeñas durante la noche y eso fue todo en cuanto a mi incontinencia. Deseché todos los pañales y apósitos en una semana.

La incontinencia puede variar desde inexistente a persistente, en la cual cada vez que se mueve, libera orina. El tipo de incontinencia más común es la incontinencia por estrés, que consiste en la pérdida que se produce cuando aumenta la presión del abdomen, como por ejemplo, cuando presiona hacia abajo, o levanta algo pesado, se ríe o tose. La incidencia de la incontinencia varía entre un 1% y un 58%, y una de las razones de este amplio rango en la incidencia de incontinencia informada es que la definición de incontinencia varía. Si uno considera cualquier pérdida incontinencia, entonces la incidencia sería mayor que si la incontinencia fuera definida como la pérdida suficiente como para cambiar un apósito por día. Al igual que con la disfunción eréctil, la incontinencia puede mejorar o solucionarse con el tiempo. Los riesgos de incontinencia después de una cirugía incluyen radiación pélvica previa y envejecimiento. Hay muchas opciones disponibles para el tratamiento de la incontinencia urinaria después de una prostatectomía radical (ver Pregunta 92).

Contracción del cuello vesical

Una **contracción del cuello vesical** es tejido cicatricial que se desarrolla en el área donde se unen la vejiga y la uretra con costura. Este problema se produce en aproximadamente 1 de cada 20 a 30 prostatectomías. Los signos y los síntomas de una contracción del cuello vesical incluyen menos fuerza del chorro y hacer fuerza (empujar) para orinar. La contracción del cuello vesical se identifica durante una cistoscopía en consultorio, en donde se pasa un **cistoscopio**, un instrumento tipo telescopio, a través de la uretra hasta el cuello vesical y se visualiza el área estrecha. Si la abertura es muy pequeña, se puede pasar un pequeño cable a través de dicha abertura y el área dilatada (extendida) mediante el uso de algunos dilatadores metálicos o plásticos en el consultorio. Antes de comenzar con el procedimiento, se adormece la uretra con gel de lidocaína para disminuir

Contracción del cuello vesical

Tejido cicatricial en el cuello vesical que produce su estrechamiento.

Cistoscopio

Instrumento tipo telescopio que permite examinar la uretra y la parte interior de la vejiga.

la molestia. En general, una vez dilatado el cuello vesical, éste permanece abierto; sin embargo, en un número pequeño de hombres, se necesita repetir la dilatación o una incisión en el tejido cicatricial con anestesia. Una complicación del tratamiento para la contracción del cuello vesical es la incontinencia urinaria.

Trombosis venosa profunda

Una **trombosis venosa profunda (TVP)** es un coágulo que se desarrolla en las venas de la pierna o de la pelvis. Las personas con cáncer y las personas sedentarias tienen mayor riesgo de sufrir coágulos. Durante la cirugía y en su período postoperatorio inicial, usted no está muy activo y el riesgo de formar coágulos es mayor. Las medias antitrombóticas (TED, por sus siglas en inglés) y Venodyines (botas neumáticas intermitentes que se inflan y desinflan para mantener el flujo de sangre) se suelen utilizar durante este período para disminuir el riesgo de formar dichos coágulos. Algunos cirujanos eligen heparina subcutánea de bajo peso molecular para prevenir la TVP. La TVP puede ocasionar inflamación de la pierna, la cual se suele solucionar cuando se disuelve el coágulo. Un riesgo más serio planteado por una TVP es que una parte del coágulo puede fragmentarse y trasladarse hasta el corazón y los pulmones; esto se denomina embolia pulmonar. Una embolia pulmonar puede ser potencialmente letal si el fragmento es lo suficientemente grande para bloquear el flujo de sangre al pulmón. Las TVP pueden producirse después de recibir el alta en el hospital. Por lo tanto, si nota una inflamación aguda y/o dolor en su(s) pierna(s) inferior(es), debería comunicarse con su médico.

Lesión rectal

La incidencia de la lesión rectal durante una prostatectomía radical es menor al 2%. Existe un riesgo apenas más alto de lesión rectal con el enfoque perineal (1,73%) que con el enfoque retropúbico (0,68%). En la mayoría de los casos, si la lesión es pequeña y no hay heces visibles, entonces el área se puede cerrar y debería cicatrizar. Para las lesiones grandes y si hay una cantidad significativa de heces en el intestino, se realiza una **colostomía** (el intestino pasa a través de una abertura en la piel para drenar las heces en una bolsa) con el objeto de disminuir las chances de filtración de las heces y formación de abscesos; la colostomía puede ser extraída con posterioridad.

Colostomía

Abertura quirúrgica entre el colon (intestino grueso) y la piel que permite el drenaje de las heces en una bolsa de colostomía.

Otras complicaciones relacionadas con la prostatectomía radical

La prostatectomía retropúbica tiene un riesgo mayor de ocasionar complicaciones cardiovasculares, respiratorias y otras complicaciones médicas relacionadas, principalmente **gastrointestinales** (es decir, relacionadas con el sistema digestivo o los intestinos), como un regreso lento de la función intestinal, que el enfoque perineal. El enfoque perineal tiene un mayor riesgo de ocasionar otras complicaciones quirúrgicas, como lesión rectal e infecciones postoperatorias. El enfoque perineal puede estar asociado con un mayor riesgo de incontinencia de heces. La incidencia de las complicaciones y la **mortalidad** (muerte) aumenta con la edad del paciente al momento de la cirugía.

Gastrointestinal (GI)

Relacionado con el sistema digestivo y/o los intestinos.

Mortalidad

Muerte relacionada con una enfermedad o un tratamiento.

Defunción

La tasa de mortalidad asociada con la prostatectomía radical es menor a un 0,1%.

53. ¿Qué es una prostatectomía radical con preservación del nervio?

Los nervios responsables de la función eréctil se extienden a lo largo de cada lado de la próstata y a lo largo de cada lado de la uretra antes de salir de la pelvis hacia el pene. Estos nervios viajan a lo largo de los vasos sanguíneos

Preservación del nervio

Respecto del cáncer de próstata, es un intento de no dañar o extraer los nervios que se encuentran del otro lado de la glándula prostática que son, en parte, responsables de las erecciones normales. Una lesión de los nervios puede ocasionar una disfunción eréctil.

El candidato ideal para una prostatectomía radical es un hombre que se considera que tiene cáncer de próstata confinado a la glándula prostática, es lo suficientemente saludable para soportar la anestesia y el procedimiento quirúrgico y se espera que viva durante al menos otros 7 a 10 años para que se beneficie de la cirugía.

y el grupo se denomina "haz neurovascular", el cual se ubica fuera de la cápsula prostática. Estos nervios no son responsables del control de la orina, son responsables de la función eréctil únicamente. Durante una **prostatectomía con preservación del nervio**, el urólogo trata de diseccionar (separar) el conjunto neurovascular de la próstata y la uretra. El cirujano puede realizar una prostatectomía radical bilateral con preservación del nervio en la cual se salva el conjunto neurovascular en cada lado o una prostatectomía unilateral con preservación del nervio, en la cual se extrae el conjunto neurovascular con la próstata. Esta decisión de realizar una prostatectomía radical con preservación del nervio o no depende de muchas cuestiones, una de ellas es su función eréctil. Si ya sufre de disfunción eréctil, preservar los nervios ya no es un problema. Otras consideraciones incluyen la cantidad de tumor presente en su muestra de biopsia, la ubicación del tumor (si se encuentra en ambos lados de la próstata) y la puntuación de Gleason. Recuerde que una prostatectomía radical es una operación de cáncer y el objetivo del procedimiento es tratar de extraer todo el cáncer. Por lo tanto, si tiene riesgo alto de tener cáncer en el borde de la próstata, es mejor extraer el/los conjunto(s) neurovascular(es) y el tejido circundante de dicho lado con la esperanza de extraer todo el cáncer. Una prostatectomía radical bilateral con preservación del nervio no garantiza que tendrá una función eréctil normal tras la cirugía. Debería tener en cuenta este hecho y decidir antes de la cirugía qué grado de impacto tendrá la disfunción eréctil postoperatoria en su vida.

54. ¿Quién es candidato para una prostatectomía radical?

El candidato ideal para una prostatectomía radical es un hombre que se considera que tiene cáncer de próstata confinado a la glándula prostática, es lo suficientemente saludable para soportar la anestesia y el procedimiento quirúrgico y se espera que viva durante al menos otros

7 a 10 años para que se beneficie de la cirugía. Es difícil determinar quién tiene realmente una enfermedad confinada a un órgano, o cáncer que está aparentemente confinado a la próstata. Las tablas pueden ayudar a estimar los riesgos de tener un tumor fuera de la próstata, pero estos son solo parte del proceso de toma de decisiones (Tabla 5). Aproximadamente entre un 20% y un 60% de hombres que se someten a una prostatectomía radical tienen una etapa de cáncer de próstata más alta cuando el patólogo revisa la muestra quirúrgica.

Solo porque usted es candidato a una prostatectomía radical no significa que es la mejor forma de tratamiento para usted. Debe analizar cuidadosamente su estilo de vida, los riesgos de la cirugía y qué es importante para usted respecto de su calidad de vida antes de tomar una decisión. Si, por ejemplo, la posibilidad de incontinencia urinaria sería devastadora para usted, entonces, la cirugía probablemente no sea la mejor terapia. Por otro lado, si la idea de mantener la próstata le generará una preocupación permanente, probablemente la cirugía sea lo mejor para usted.

55. ¿Cómo me preparo para la prostatectomía radical?

Comentario de Cliff:

A medida que uno se prepara para la cirugía y trata de optimizar su salud física con una buena alimentación, descansando y haciendo ejercicio, es importante también que se asegure que puede manejar, mentalmente, toda la tensión ocasionada por el diagnóstico y el tratamiento del cáncer. Yo sabía que estaba ansioso por mi cirugía pero nunca pude correlacionar la importancia de ello hasta después de la cirugía, cuando me di cuenta que había aumentado la dosis de mis medicamentos para la tensión arterial de manera significativa el mes anterior a la cirugía. Si se da cuenta que tiene problemas, a nivel emocional, en la preparación para la cirugía, hable con su médico, familia o amigos. Pueden ser de ayuda para calmar su ansiedad o acuda a otra persona, como un terapeuta, psicólogo o psiquiatra.

En la preparación para la cirugía, se someterá a un examen de antecedentes y un examen físico, algunos análisis de sangre y una radiografía de tórax y un electrocardiograma. Estas evaluaciones se realizan para asegurarse que sea lo suficientemente sano para la cirugía y para descartar cualquier problema médico que pueda aumentar su riesgo de complicaciones con posterioridad a la cirugía. Debería realizar una dieta saludable y continuar con ejercicio físico antes de la cirugía. Desde aproximadamente diez días antes de la cirugía, usted no debería tomar medicamento alguno que contenga aspirina o fármacos antiinflamatorios no esteroides como ibuprofeno dado que podrían aumentar el riesgo de sangrado durante la cirugía. Muchos de los medicamentos de venta libre contienen alguno de estos y si no está seguro si el suyo lo tiene o no, debería consultar a un farmacéutico. Si se le recetó aspirina por una enfermedad coronaria, debería hablar con su médico de cuidados primarios o cardiólogo antes de interrumpir la aspirina.

Preparación intestinal

Limpieza (y esterilización) de los intestinos antes de la cirugía abdominal.

Su urólogo le puede indicar una **preparación intestinal** para limpiar los intestinos gruesos. Esto puede incluir laxantes y/o un enema para limpiar los intestinos. Probablemente se le indique que siga una dieta líquida el día anterior a la cirugía y que no ingiera ningún alimento después de medianoche previo a la cirugía.

56. ¿Cómo es la estadía en el hospital?

Comentario de Cliff:

Yo me imaginaba que me iba a quedar internado en el hospital entre 2 y 3 días después de mi cirugía, hasta que el catéter fuera extraído y luego volver a mi hogar. Aunque mi mayor temor, no despertarme después de la cirugía, no ocurrió, sí tuve un postoperatorio inestable y permanecí en el hospital durante aproximadamente dos semanas y me dejaron el catéter por un tiempo mayor. Descubrí que el catéter fue lo más molesto inicialmente. Tuve un enfermero visitante que me enseñó cómo utilizar las bolsas de drenaje, me acostumbré al catéter, pero debo admitir que el día en que me extrajeron el catéter fue un día glorioso, la posibilidad de orinar por mi cuenta nuevamente y controlar la orina fue maravillosa. ¡Gracias a Dios por esos pequeños placeres!

En general, uno se interna el día previo a la cirugía y se queda internado 1 o 2 noches (hospitalizado), incluso la noche de la cirugía para la prostatectomía radical retropúbica. Los hombres que se someten a prostatectomías laparoscópicas y radicales robóticas pueden regresar a su hogar *el día posterior* a la cirugía y tienden a recuperarse por completo más rápidamente que aquellos que se someten a la prostatectomía radical retropúbica tradicional. La mayoría de los hombres pasan de la sala de recuperación a una sala común del hospital, y muy pocos necesitan internarse en la unidad de cuidados intensivos (UCI).

Se puede utilizar un catéter epidural, que es un catéter pequeño colocado a través de la zona lumbar al espacio alrededor de la médula espinal al momento de la cirugía, para controlar el dolor postoperatorio con cirugía abierta. Se puede administrar la medicación analgésica a través del catéter para adormecer los nervios y así no sentir dolor. Otra forma de controlar el dolor postoperatorio es con una bomba de infusión analgésica controlada por el paciente, la cual es una forma intravenosa de medicación analgésica controlada por un pequeño botón que usted presiona cuando quiere medicación analgésica. Con la prostatectomía laparoscópica y la prostatectomía radical robótica laparoscópica estas terapias analgésicas son rara vez necesarias y la mayoría de los hombres pueden controlar el dolor con medicación analgésica oral. Una vez que ya tolera los líquidos, se puede utilizar medicación analgésica oral;

En general, uno se interna el día previo a la cirugía y se queda internado 1 o 2 noches (hospitalizado), incluso la noche de la cirugía para la prostatectomía radical retropúbica.

algunos médicos utilizan narcóticos, como acetaminofeno (Tylenol) con codeína u oxicodona con acetaminofeno (Percocet), mientras que otros utilizan antiinflamatorios fuertes como ketorolaco trometamina (Toradol) que no ralentiza su función intestinal. Se suele dejar un pequeño drenaje que está conectado a una ampolla, la cual permite que la orina y la linfa drenen fuera de la pelvis. El drenaje es extraído al lado de la cama o durante la visita al consultorio médico cuando la salida es mínima.

Los enfermeros le enseñarán cómo utilizar las bolsas de drenaje urinario y lo ayudarán a acostarse y levantarse de la cama. Regresará a su hogar cuando se sienta cómodo mientras tome medicación analgésica oral y sus intestinos estén funcionando. Será dado de alta con un **catéter de Foley**, el cual drena la orina y permanecerá colocado entre 7 días y 2 semanas para permitir que el área donde se ha vuelto a unir la vejiga a la uretra cicatrice. En su hogar, podrá reiniciar su dieta regular y lentamente aumentar su nivel de actividad. De acuerdo con el enfoque utilizado, su recuperación completa podrá llevar hasta un mes.

> **Sonda de Foley**
>
> Sonda de látex o silicona que drena orina desde la vejiga.

Después de la extracción del catéter, se le enseñarán ejercicios de fortalecimiento del músculo pélvico, que lo ayudarán a controlar la orina. La mayoría de las personas vuelven a tener todo el control de su orina o casi todo cerca de un mes después de la extracción del catéter. Se controlará su nivel de PSA 4 a 6 semanas después de la cirugía para garantizar que ha disminuido a un nivel indetectable y de forma periódica de ahí en adelante.

57. ¿Cuál es la tasa de éxito de la prostatectomía radical?

Comentario de Cliff:

Han pasado 2 años y medio desde mi prostatectomía radical y me siento espléndido. Estoy haciendo todo lo que he hecho antes de la cirugía y más. Hasta ahora, mi nivel de PSA se ha mantenido indetectable y es muy tranquilizador escuchar esto en mis visitas clínicas al urólogo.

En general, más del 70% de los casos adecuadamente seleccionados (es decir, hombres que se cree tienen el cáncer de próstata confinado clínicamente a la próstata) permanecen libres de tumor por más de 7 a 10 años. Si uno tiene un tumor T2 (ver Pregunta 42), la probabilidad de permanecer libre de elevación del PSA puede llegar al 90% si no se presentan **márgenes positivos** (tumor en el borde de la muestra). Sin embargo, es difícil predecir antes de la cirugía quién es el mejor candidato para cirugía dado que entre un 30% y un 40% de los pacientes son diagnosticados con una etapa o grado de cáncer mayor cuando el patólogo revisa la muestra quirúrgica. Los márgenes quirúrgicos positivos se encuentran entre un 14% y un 41% de los hombres que se someten a prostatectomía radical, y en aquellos hombres con márgenes positivos, hay casi un 50% de probabilidad de que el PSA aumentará en los cinco años posteriores a la cirugía. Esto varía con la cantidad de tumor en el margen y la ubicación del margen positivo. Su urólogo determinará si se indica la terapia adicional si el margen es positivo. Hombres con márgenes negativos solo tienen un 18% de probabilidad de que su PSA aumente dentro de los cinco años posteriores a la cirugía. Inicialmente después de la cirugía, su nivel de PSA será revisado cada 3 meses. De acuerdo con el laboratorio que su médico utilice, se podrá informar un nivel de PSA de < 0,1 ng/mL o un nivel de PSA de < 0,02 ng/mL como no detectable. Los números varían porque la **sensibilidad** en la prueba de PSA varía de laboratorio en laboratorio. Si el PSA permanece indetectable después de un año, entonces su urólogo podrá ordenar una prueba de PSA cada 6 meses durante aproximadamente un año, después de lo cual continuará con pruebas de PSA anuales. De acuerdo con su informe patológico y la preferencia de su

Margen positivo

Presencia de células cancerígenas en el borde de corte del tejido extraído durante la cirugía. Un margen positivo indica que pueden quedar células cancerígenas en el cuerpo.

Sensibilidad

Probabilidad de que una prueba de diagnóstico pueda identificar correctamente la presencia de una enfermedad particular.

urólogo, también se le realizará una exploración rectal al momento de su PSA.

Comentario de Cliff:

La primera prueba de PSA después de la cirugía es la que más suspenso genera. Aunque su urólogo puede decirle que su muestra patológica de la cirugía parece estar bien y no hay células cancerígenas en los márgenes (bordes del tejido), aún estará ansioso por escuchar cuál es el nivel de PSA. Usted desea que sea indetectable, quiere que indique que se ha "atrapado" al cáncer y se ha extraído. Se le extrae sangre y después espera encontrarse con su urólogo o espera el llamado respecto de los resultados. Recuerdo cuán contento estaba cuando recibí mi primer informe de PSA después de la cirugía. Ahora, 2 años y medio después, aún me pongo un poco ansioso cuando se controla mi nivel de PSA aunque a medida que pasan los años la ansiedad va disminuyendo. Con cada resultado de PSA bueno, comienzo a creer que "lograron todo". Me doy cuenta que pasarán otros siete años antes que pueda decir, técnicamente, que estoy curado, pero cada año que pasa y estoy sano y mi PSA permanece indetectable es otro año disfrutado y otro año que se acerca al objetivo.

58. ¿Que es la braquiterapia/terapia intersticial de semillas? ¿Cuáles son los efectos secundarios y las complicaciones de las semillas intersticiales o de la braquiterapia?

Braquiterapia deriva de la palabra griega "braqui", que significa cerca de. La braquiterapia es una técnica en la que se colocan semillas radioactivas permanentes o agujas temporarias directamente en la glándula prostática (Figura 13 y **Figura 14**). Esta forma de terapia comenzó a principios del 1900 y posteriormente resurgió en 1970, pero fue abandonada dadas las dificultades con la colocación precisa de las semillas. Con el desarrollo de la

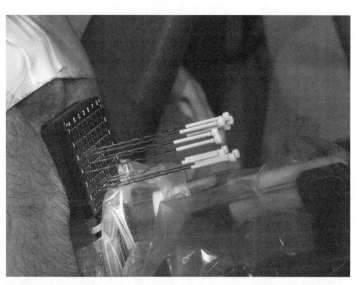

Figura 14 Plantilla utilizada para guiar la colocación intersticial de semillas.

Reproducido de *Cancer*, Vol. 71, Suppl., 1993, pp. 939–952. Copyright 1993 American Cancer Society. Este material ha sido reimpreso con permiso de Wiley-Liss, Inc., subsidiaria de John Wiley & Sons, Inc.

ecografía transrectal, el uso de la fluoroscopía con arco en C, y más recientemente, el uso de la planificación del tratamiento computarizado tridimensional y la dosimetría a base de TC postoperatoria, el procedimiento se ha vuelto técnicamente más fácil y más preciso.

Se pueden utilizar dos agentes radioactivos para la colocación permanente de semillas, paladio 103 y yodo 125 y ambos son efectivos en el tratamiento del cáncer de próstata. Se utiliza un tercer agente, iridio 192 para la colocación temporaria y se extrae después de 24 a 72 horas. El paladio brinda una dosis inicial de radiación mayor cuando se coloca y algunas personas creen que puede ser más útil en tumores de crecimiento rápido, de alto grado. Se suele utilizar paladio para tumores con una puntuación de Gleason de al menos 7 y se utiliza yodo para tumores con una puntuación de Gleason de

6 o menos. Antes de colocar las semillas, se realiza una ecografía transrectal o TC de la próstata para evaluar su volumen. Esto ayuda a determinar la colocación de la aguja y el posicionamiento de la semilla en la aguja. Típicamente, el volumen objetivo incluye el volumen prostático original más márgenes de 2 mm en dirección lateral y anterior a la glándula prostática, así como márgenes adicionales de 5 mm en la parte superior e inferior de la próstata. Esta medición se realiza para asegurarse que la cápsula prostática se incluya en el tratamiento. No se agregan márgenes adicionales con posterioridad para evitar la lesión del recto. También es importante limitar la dosis recibida por la uretra para evitar que se irrite. Típicamente se administra una dosis de 144 Gy para yodo 125, y 125 Gy para paladio 103. El yodo 125 tiene una vida media de 60 días, mientras que el paladio tiene una vida media de solo 17 días.

Los efectos secundarios más comúnmente encontrados en la terapia intersticial de semillas incluyen problemas de micción relacionados con la obstrucción del tracto de salida de la vejiga, incontinencia urinaria, y ulceración y sangrado rectal. Además, en algunos pacientes se puede producir un crecimiento benigno del PSA después de la terapia intersticial de semillas, que se denomina rebote o subida temporaria del PSA. Los síntomas urinarios aparecen antes con el paladio porque libera energía alta con anterioridad al yodo. Las personas pueden desarrollar **polaquiuria** urinaria (orina frecuente), **disuria**, o retención urinaria. Los síntomas urinarios, si no están asociados con la retención urinaria, son tratados con antiinflamatorios no esteroides y un **alfa bloqueador**, como doxazosina (Cardura), terazosina (Hytrin), alfuzosina (Uroxatral), silodosina (Rapaflo) y tamsulosina (.) y se suelen resolver en 1 a 4 meses pero pueden durar durante 12 a 18 meses.

Frecuencia

Término utilizado para describir la necesidad de orinar con frecuencia.

Disuria

Micción dolorosa.

Alfa bloqueador

Un alfa bloqueador del receptor adrenérgico utilizado para tratar el agrandamiento benigno de la próstata.

Obstrucción del tracto de salida vesical

Los problemas al orinar después de la terapia intersti-cial de semillas se producen en un 7% a un 25% de los casos, posiblemente como resultado de los coágulos en la vejiga o inflamación de la próstata. Cerca de un 10% de los hombres experimentarán retención urinaria aguda, la incapacidad de orinar por su cuenta, lo que requerirá una colocación temporaria de un catéter de Foley. Si la causa son coágulos, entonces se limpian de la vejiga y se deja un catéter de Foley durante algunos días. Si se cree que los problemas con la micción son causados por la inflamación de la próstata, se puede dejar un caté-ter durante un período corto de tiempo y su médico probablemente desee que tome algunos medicamentos, incluso un alfa bloqueador, como doxazosina (Cardura), terazosina (Hytrin), tamsulosina (Flomax), silodosina (Rapaflo), alfuzosina (Rapaflo), o un antiinflamatorio (p.ej., ibuprofeno). Si no puede orinar por un tiempo, una sonda suprapúbica o una **cateterización** intermi-tente limpia serán más fáciles para usted. Una sonda suprapúbica es un catéter que se coloca a través de la piel del abdomen inferior hacia la vejiga para drenar la orina. Se mantiene hasta que usted pueda orinar por su cuenta. La ventaja es que se puede cambiar mensualmente en el consultorio de su urólogo y no causa irritación uretral como el catéter de Foley.

La **cateterización intermitente limpia** consiste en colocar un catéter a través del pene hacia la vejiga para drenar la vejiga regularmente (generalmente cada 4 a 6 horas) durante el día. Las ventajas de la cateterización intermitente limpia son que le permite saber cuándo puede orinar por su cuenta, minimiza la irritación de la vejiga y de la uretra y tiene menos riesgo de infecciones y cálculos en la próstata a largo plazo. Aunque es des-alentador no poder orinar después del procedimiento, es importante permitir que el tiempo pase y ver si el problema se solucionará. Se debería retrasar la TURP

Cateterización

La inserción de un tubo hueco que permite el drenaje de líquidos de un área o su inyección en un área.

Cateterización intermitente limpia (CIL)

Colocación de un catéter en la vejiga para drenar orina y su extracción des-pués de que la orina ha sido drenada en intervalos definidos durante el día para permitir el vaciado de la vejiga. Tam-bién puede reali-zarse para mantener la permeabilidad con posterioridad al tratamiento de una contracción del cue-llo vesical o esteno-sis uretral.

Las ventajas de la cate-terización intermitente limpia son que le permite saber cuándo puede orinar por su cuenta, minimiza la irritación de la vejiga y de la uretra y tiene menos riesgo de infecciones y cálculos en la próstata a largo plazo.

para darle prueba suficiente dado el mayor riesgo de incontinencia urinaria

Incontinencia urinaria

La incontinencia urinaria es poco común en hombres que se someten a una terapia intersticial de semillas. En hombres que no se han sometido a una TURP anterior, la incontinencia se produce en menos de un 1%. En hombres que tuvieron una TURP anterior, el riesgo de incontinencia es del 25% y hasta un 40% si se ha realizado más de una TURP.

Ulceración/sangrado rectal

La irritación rectal no se produce tan comúnmente como los síntomas urinarios y tiende a mejorar más rápido que los síntomas urinarios. Menos de un 5% de pacientes sufrirá de una úlcera rectal o sangrado rectal, que se produce como resultado de la irritación del recubrimiento rectal. Puede estar asociada con dolor, espasmos rectales y la sensación que uno necesita defecar. Esta afección puede tratarse con varios medicamentos tópicos, incluso Anusol, hidrocortisona, hidrocortisona Proctofoam, supositorios de mesalazina (Rowasa), Metamucil y una dieta baja en fibras.

"Rebote" o "subida temporaria" del PSA

Esto se produce cuando el PSA aumenta en dos extracciones consecutivas de sangre y disminuye y permanece bajo sin volver a subir nuevamente. La causa de este fenómeno es desconocida. Se produce en aproximadamente un tercio de hombres tratados con semillas intersticiales y suele ocurrir alrededor de 9 a 24 meses después del tratamiento. Puede estar acompañada de síntomas de inflamación de próstata o no; si dichos síntomas están presentes, entonces el tratamiento para la prostatitis puede disminuir los síntomas y el nivel de

PSA. Algunos sostienen que después de la braquite-rapia, para evitar intervenciones activas necesarias con posterioridad a la cirugía, que los niveles de PSA sean supervisados durante al menos 3 años y garantizar a los pacientes que un incremento en el PSA durante este período es común y no indica una falla del tratamiento.

Estenosis uretral

Este estrechamiento de la uretra está relacionado con el desarrollo de tejido cicatricial; es poco común después de las semillas intersticiales, ocurre entre un 5% y un 12% de los hombres y tiende a desarrollarse con posterioridad. Puede presentarse con un cambio en la fuerza del chorro o la necesidad de hacer fuerza para orinar. La estenosis se identifica mediante cistoscopía en el consultorio médico. El tratamiento de la estenosis depende de la ubicación y la extensión de la estenosis; puede requerir una dilatación simple en consultorio o una incisión con anestesia.

Disfunción eréctil

Esta afección puede producirse en un 40% a un 60% de hombres que se someten a terapia intersticial de semillas. A diferencia de la prostatectomía radical, se produce la disfunción eréctil un año o más después del procedimiento y no enseguida. Existe un riesgo mayor de disfunción eréctil posterior a la terapia de semillas en hombres mayores y en aquellos que reciben terapia hormonal. La disfunción eréctil después de una terapia intersticial de semillas responde bien a una variedad de opciones de tratamiento (ver Pregunta 91).

59. ¿Quién es candidato para una terapia intersticial de semillas?

De manera similar a la prostatectomía radical, el obje-tivo de la terapia intersticial es curar a una persona del cáncer de próstata. Con esto en mente, el candidato debería tener una expectativa de vida de más de 7 a 10 años para que se beneficie de una cura y no se desarrolle una enfermedad subyacente que pueda contraindicar la realización del procedimiento. Hombres con síntomas de micción obstructiva significativa y/o volúmenes de próstata mayores a 60 mL tienen más riesgo de sufrir problemas de micción y retención urinaria después del procedimiento. Los hombres que han pasado por una TURP anterior tienen más riesgo de sufrir incontinencia urinaria después de la braquiterapia. Los hombres con cáncer de próstata clínicamente localizado de riesgo bajo a intermedio son candidatos para la terapia intersticial de semillas. Hombres con cáncer de próstata de alto riesgo (PSA > 20 ng/mL, puntuación de Gleason > 8 o cáncer de próstata en etapa T3a) no deberían ser tratados únicamente con terapia intersticial de semillas. Dependiendo de su riesgo, se puede utilizar terapia hormonal además de la terapia intersticial de semillas.

60. ¿Qué sucede el día del procedimiento y qué puedo esperar?

Su médico le dará instrucciones respecto de su dieta para el día o dos anteriores al procedimiento. Se le puede pedir que haga una dieta líquida el día anterior al procedimiento y que se coloque un enema para limpiar las heces del recto la noche anterior al procedimiento. Al igual que con un procedimiento quirúrgico, se le indicará que no coma o beba después de la medianoche, la noche anterior a la cirugía. Puede tomar sus medicamentos con un sorbo de agua. El procedimiento de braquiterapia se realiza con anestesia, espinal o general. Después de haber obtenido una anestesia adecuada, se lo coloca en una posición de litotomía dorsal. Se recuesta sobre su espalda, con sus piernas inclinadas, elevadas y separadas para permitir el acceso al perineo y al recto. Se coloca un catéter de Foley en la vejiga, a través de la uretra, y se coloca una pequeña cantidad de material de contraste (tinte radiográfico) en el balón del catéter para poder visualizar el balón mediante **fluoroscopía**, que abarca el uso de un fluoroscopio, un dispositivo radiológico para examinar estructuras profundas mediante radiografías. El catéter le permite al médico identificar donde está el tracto de salida vesical. El **tracto de salida vesical** es la primera parte del canal natural a través del cual pasa la orina cuando sale de la vejiga. La próstata se ubica justo debajo de dicho tracto de salida.

Se vuelve a realizar una ecografía transrectal para medir el volumen de la próstata nuevamente y para determinar el número de agujas y las semillas radioactivas correspondientes, el isótopo y la resistencia del isótopo necesaria para el procedimiento. Las semillas se pueden colocar en la próstata a través de una variedad de técnicas que incluyen guía fluoroscópica, guía ecográfica o mediante el uso de IRM. Al final del procedimiento, se extrae el catéter, y se puede realizar una cistoscopía (una visualización de la vejiga con un dispositivo tipo telescopio) para asegurarse que no haya semillas en la vejiga o en la uretra. Si se encuentran semillas en la vejiga o en la uretra, éstas se extraerán.

Se suele colocar un catéter después de la cistoscopía, y el paciente es dado de alta con el catéter colocado durante 24 horas. Después de completado el procedimiento y después que el paciente se ha recuperado, se obtiene una TC y se calcula una dosimetría basada en TC para evaluar la colocación de semillas y la dosis de radiación aplicada en la próstata.

Se utilizan varios términos para describir la dosis de radiación. D100 es la dosis recibida por toda la próstata,

Fluoroscopía

Uso de un fluoroscopio, un dispositivo radiológico que se utiliza para examinar estructuras profundas mediante rayos X.

Tracto de salida vesical

Primera parte del canal natural a través del cual pasa la orina cuando sale de la vejiga.

V100 es el porcentaje de volumen de la próstata que recibió un 100% de la dosis prescrita, y V150 es el porcentaje del volumen de la próstata que recibió un 150% de la dosis prescrita. Una implantación de semillas aceptable debería mantener V100 de al menos un 80%. Aunque D100 suele estar debajo de la dosis prescrita como resultado de la marcada disminución en la dosis de radiación en el borde del implante, lo ideal sería que la dosis total esté alrededor del 90% de D100 (D90).

Después del procedimiento, podrá notar cierta inflamación, una coloración negra y azul o un leve sangrado del perineo (el área debajo del escroto y frente al ano). Esto se relaciona con la colocación de la aguja y se suele solucionar en los días siguientes. El área también puede ser sensible al tacto; colocar hielo de manera intermitente en el área durante las primeras 24 horas después del procedimiento ayuda a disminuir la inflamación, y baños de asiento, fármacos antiinflamatorios no esteroides y el Tylenol ayudan a reducir la molestia. Una buena higiene personal minimiza la infección.

También podrá notar algo de sangre en la orina después del procedimiento; esto se relaciona con la irritación uretral y se suele resolver dentro de las 24 horas. Puede haber sangre en el líquido liberado durante la **eyaculación** (la liberación de **semen** a través del pene durante un orgasmo); de hecho, el líquido eyaculado puede parecer marrón, negro o aún rojo después del procedimiento. Puede parecer alarmante, pero no es causa de preocupación. La eyaculación está compuesta de líquido de los **testículos**, la próstata, y las vesículas seminales. Por lo tanto, el sangrado en la próstata o vesículas seminales que resulta de la penetración de la aguja puede ocasionar sangrado durante la eyaculación, el cual se resuelve con el tiempo.

También podrá notar algo de sangre en la orina después del procedimiento; esto se relaciona con la irritación uretral y se suele resolver dentro de las 24 horas.

Eyaculación

Liberación de semen a través del pene durante un orgasmo. Después de una prostatectomía radical y generalmente después de la resección transuretral de la próstata (TURP), no se libera fluido durante el orgasmo.

Semen

Líquido blanquecino que es liberado durante la eyaculación.

Testículo

Uno de los dos órganos reproductivos del hombre que se ubican en el escroto y producen testosterona y esperma.

61. ¿Cuándo puedo volver a trabajar después de la terapia intersticial de semillas?

Como el procedimiento es mínimamente invasivo y no requiere incisiones, puede volver a trabajar y a su actividad completa dentro de los 3 a 4 días posteriores al procedimiento.

62. Si me sometí a una braquiterapia, ¿soy un riesgo de radiación para terceros?

No. Aunque las semillas son radioactivas, usted no lo es y por lo tanto, no constituye un riesgo de radiación para terceros. Las semillas emiten radiación, pero la mayor parte de la radiación es absorbida por la próstata. El contacto directo no se trasladará con la radiación. Sin embargo, algunos recomiendan que durante los primeros dos meses desde la colocación de semillas, usted no esté en contacto con niños pequeños y mujeres embarazadas.

63. ¿Por qué mi oncólogo radioterapeuta o urólogo recomiendan la terapia intersticial de semillas más EBRT?

La terapia intersticial de semillas es limitada en su capacidad de alcanzar tejido fuera de la próstata, especialmente en la parte posterior de la próstata. La incorporación de EBRT puede ayudar a pacientes que se consideran que tienen riesgo alto dado que su enfermedad podría penetrar a través o fuera de la cápsula prostática. El uso de semillas intersticiales es adecuado para pacientes con tumores en etapa clínica T1c a T2a, una puntuación de Gleason < 6, y PSA de < 10. Pacientes con una puntuación de Gleason de 7 o más, un PSA > de 10, tumores en etapa clínica T2b o T3a mínimo, y al menos cuatro de seis biopsias positivas para cáncer o invasión perineural en la biopsia parecen ser los mejores para la combinación de semillas intersticiales y EBRT.

64. ¿Cómo puedo saber quién realiza braquiterapia en mi área, y cómo elijo a la persona adecuada para realizar el procedimiento?

Usted puede comunicarse con su hospital local y preguntar si tienen una lista de urólogos/oncólogos radioterapeutas que realizan la terapia intersticial de semillas en su área. Cuando hable con su urólogo u oncólogo radioterapeuta acerca de la braquiterapia, querrá hacerle varias preguntas, que incluyen:

(1) ¿Cuánto tiempo ha estado el médico realizando la braquiterapia y cuántos procedimientos ha llevado a cabo? (2) ¿Cuál es la tasa de éxito y de falla de la persona? (3) ¿Cuál es su tasa de complicación? y (4) ¿Cuál cree el médico que es la posibilidad de éxito o falla y posibilidad de complicaciones de acuerdo a su nivel de PSA, grado de Gleason y salud general?

65. ¿Cómo me supervisan después de la colocación de semillas?

A diferencia de la prostatectomía radical, la próstata permanece en el cuerpo, y por ende, el PSA no disminuye a un nivel indetectable. Además, el PSA puede tardar al menos dos años en alcanzar su nivel más bajo (**nadir del PSA**). Se controla el PSA un mes después de la colocación de semillas y posteriormente cada 3 a 6 meses durante dos años de allí en adelante si el nivel permanece estable. Después de dos años, el PSA se

Nadir del PSA

Valor más bajo que logra el PSA durante un tratamiento particular.

controla anualmente. El fracaso de la terapia de semi-llas se define como un nadir de $> 0,5$ ng/mL a $1,0$ ng/mL o tres aumentos consecutivos en el nivel de PSA con más de 3 meses de separación para cada valor. Se puede producir una elevación en el PSA en un tercio de los pacientes entre el primer y el segundo año posteriores a la implantación. Esto se denomina "un rebote benigno del PSA" y parece estar relacionado con reacciones tar-días del tejido a la radiación; no significa que las semillas han fallado o que hay un riesgo mayor de falla. En esta situación, el PSA no sigue elevándose, y es la forma en que se diferencia un rebote del PSA de un fracaso.

66. ¿Cuál es la tasa de éxito de la braquiterapia?

Los resultados de la braquiterapia prostática son compa-rables con aquellos de la prostatectomía radical durante 5 a 7 años posteriores al tratamiento. Los datos a largo plazo (es decir, los datos para más de diez años posterio-res al tratamiento) son limitados. Los informes estudia-dos demuestran tasas de éxito del 64% al 85% a los diez años, donde el éxito se define mediante un $< 0,5$ ng/mL o la ausencia de tres aumentos consecutivos en el PSA en pacientes que recibieron EBRT de braquiterapia. Se ha desarrollado un nomograma de pretratamiento para ayudar a los médicos y pacientes a estimar la probabili-dad de lograr un tratamiento exitoso 5 años después de la braquiterapia; sin embargo, estudios posteriores han identificado una variabilidad institucional. Un estu-dio de 12 años de pacientes tratados con braquiterapia únicamente o con terapia de radiación de haz externo (EBRT, por sus siglas en inglés) demostró que el 66% de los pacientes que se sometió a braquiterapia únicamente y un 79% que se sometió a braquiterapia más EBRT estaban libres de PSA o recurrencia clínica.

67. ¿Qué son la radioterapia de haz externo y la radioterapia de haz externo conformacional? ¿Cuáles son los efectos secundarios de EBRT? ¿Qué es la radioterapia Cyberknife?

La radioterapia de haz externo (EBRT, por sus siglas en inglés) es el uso de radioterapia para matar o desactivar células cancerígenas. La dosis de radiación total se administra en tratamientos individuales independientes, conocidos como "fraccionamiento". Las células cancerígenas son más sensibles a la radiación en las diferentes fases de su crecimiento. Al administrar radiación en forma diaria, el oncólogo radioterapeuta desea atrapar las células cancerígenas en las fases sensibles de crecimiento y también evitar que las células tengan tiempo para recuperarse del daño causado por la radiación. EBRT conformacional utiliza imágenes de TC y software sofisticado para ayudar a visualizar mejor los objetivos de la radiación y los tejidos normales; con imágenes tridimensionales, el oncólogo radioterapeuta puede identificar estructuras críticas, como la vejiga, el recto y los huesos de la cadera. Le permite al oncólogo radioterapeuta administrar más radiación (72–82 Gy en oposición a 66–72 Gy con EBRT estándar) al tejido prostático pero disminuir la cantidad de tejido normal que se irradia. La ventaja de EBRT conformacional frente a EBRT es que EBRT conformacional causa menos irritación rectal y urinaria. La construcción de un dispositivo de inmovilización (receptáculo) y la colocación de tatuajes pequeños, permanentes garantizan que está cada día adecuadamente colocado para el tratamiento de radiación. Con la ayuda de computadoras, el oncólogo radioterapeuta puede definir una distribución aceptable de la dosis a la próstata y los tejidos circundantes, y la computadora determina la configuración adecuada del haz para crear la distribución deseada.

La **terapia de intensidad modulada (IMRT, por sus siglas en inglés)** es la forma más nueva de administrar EBRT. IMRT utiliza cientos de dispositivos pequeños de haz de radiación para administrar una sola dosis de radiación. Los colimadores pueden permanecer fijos o moverse durante el tratamiento. Este tipo de modulación de la dosis permite que diferentes áreas de un tumor o tejido cercano reciban dosis diferentes de radiación. Los estudios han demostrado que una IMRT de alta dosis (81 Gy) es bien tolerada y está asociada con un excelente control del tumor a largo plazo en pacientes con cáncer de próstata localizado.

Terapia de intensidad modulada (IMRT, por sus siglas en inglés)

Forma avanzada de la radiación conformal 3D.

Los efectos secundarios de EBRT o EBRT conformacional pueden ser agudos (se producen dentro de los 90 días posteriores a EBRT) o tardíos (se producen > 90 días después de EBRT). La gravedad de los efectos secundarios varía con la dosis de radiación total y diaria, el tipo de tratamiento, el lugar de tratamiento y la tolerancia de la persona. Los efectos secundarios más comúnmente notados incluyen cambios en los hábitos intestinales, el sangrado intestinal, la irritación de la piel, edema, fatiga y síntomas urinarios que incluyen disuria, polaquiuria, dificultad para orinar y nicturia. Los efectos secundarios menos comunes incluyen inflamación de las piernas, escroto o pene. Los efectos secundarios tardíos incluyen persistencia de la disfunción intestinal, persistencia de los síntomas urinarios, sangrado urinario, estenosis uretral y disfunción eréctil.

Cambios intestinales

Un cambio en los hábitos intestinales es uno de los efectos secundarios más comunes de EBRT. Los pacientes pueden presentar diarrea, calambres abdominales, la sensación de necesitar defecar, dolor rectal y sangrado. Generalmente, si se presentan efectos secundarios, éstos aparecen en la segunda o tercer semana de tratamiento.

Si la diarrea es lo suficientemente grave para garantizar el tratamiento, usted podrá utilizar loperamida (Imodium), paregórico, atapulgita (Kaopectate), o difenoxilato HCI con sulfato de atropina (Lomitil). Los cambios en los hábitos alimenticios, como seguir una dieta baja en residuos y evitar algunos alimentos (leche, vegetales crudos, calabaza, vegetales que producen gases, frutas secas, cereales con fibra, semillas, palomitas de maíz, nueces, mantequilla de maní espesa, maíz, habas secas) son útiles. Tomar mucho líquido ayuda a evitar la deshidratación.

El dolor rectal puede tratarse con baños de asiento calientes, cremas que contienen hidrocortisona (ProctoFoam HC, Cortifoam), o supositorios antiinflamatorios (Anusol, Rowasa).

Los efectos intestinales tardíos incluyen cambios permanentes en la función intestinal, **fístula** rectal (una comunicación entre el recto y otro sitio, p.ej., la próstata o la piel), o perforación (un orificio en el recto) y sangrado. La fístula rectal y la perforación son poco comunes y suelen requerir tratamiento quirúrgico.

Irritación de la piel

La tolerancia de la piel a la radiación depende de la dosis de radiación utilizada y la ubicación de la piel afectada. Algunas áreas son más sensibles que otras; el perineo y el pliegue debajo de las nalgas son muy sensibles y pueden enrojecer, escamarse o drenar líquido. Para evitar más irritación, hay que evitar la aplicación de jabones, desodorantes, perfumes, polvos, cosméticos o lociones en la piel irritada. Después de lavar el área, séquela suavemente. El uso de ropa interior de algodón y vestimenta holgada pueden ayudar a evitar más irritación. Si la piel irritada está seca, se pueden aplicar terapias tópicas, como gel de petróleo (Vaselina), lanolina, óxido de zinc, Desitina, Aquaphor, Procto-Foam y almidón de maíz.

Fístula

Pasaje o comunicación anormal, normalmente entre 2 órganos internos, o desde un órgano interno hacia la superficie del cuerpo.

Edema

Es poco frecuente que se produzca un edema en las piernas, escroto y pene, pero cuando se produce, es más común en aquellos que se han sometido previamente a una disección del ganglio linfático pélvico El edema de las extremidades inferiores se puede tratar con medias de compresión, medias TED, y la elevación de los pies cuando se está sentado o acostado. El edema del pene y del escroto suelen ser difíciles de tratar.

Síntomas urinarios

Los síntomas genitourinarios de disuria, polaquiuria, dificultad para orinar y nicturia están relacionados con cambios que se producen en la vejiga y en la uretra que derivan de la exposición a la radiación. La vejiga no puede mantener mucha orina dada la irritación y la formación de tejido cicatricial y la irritación del recubrimiento de la vejiga puede generar sangrado. La inflamación de la vejiga se produce, generalmente, aproximadamente entre 3 a 5 semanas desde el comienzo de los tratamientos de radiación y va disminuyendo aproximadamente 2 a 8 semanas después de completados los tratamientos. Los anestésicos urinarios (fenazopiridina, HCL [Piridio]) y relajantes vesicales (flavoxato HCI [Urispas], sulfato de hiosciamina [Cystospaz], oxibutinina [Ditropan], y tolterodina [Detrol]), u otros anticolinérgicos pueden ser útiles en la disminución de la polaquiuria.

Cyberknife

El sistema de radiocirugía robótica Cyberknife es la forma más utilizada de radioterapia estereotáctica corporal (SBRT, por sus siglas en inglés). La SBRT es similar a la terapia de haz externo, sin embargo, la radiación se administra en pocas visitas y en dosis más altas. Está indicada para hombres con cáncer de próstata de riesgo bajo. En los ensayos clínicos se definió al cáncer de próstata de riesgo bajo como PSA < 10 ng/ml, puntuación de Gleason de 3+3 (o volumen de Gleason bajo 3+4) y etapa clínica T1c o T2a o b. Un estudio de 304 pacientes a quienes se les hizo un seguimiento durante un promedio de 5 años posteriores al tratamiento demostró que el 97% de los pacientes con cáncer de próstata de bajo riesgo y un 90,7% de pacientes con cáncer de próstata de riesgo intermedio permanecieron libres de cáncer durante el seguimiento. Los efectos secundarios de Cyberknife se solucionan, generalmente, un mes después del tratamiento e incluyen disuria, urgencia, polaquiuria, nicturia y tenesmo (una sensación continua o recurrente de necesitar defecar). La cobertura de Cyberknife por Medicare parece variar por región geográfica y la cobertura de seguro parece ser variable.

68. ¿Quién es candidato para una EBRT - IMRT conformacional?

De manera similar a los tratamientos curativos, el paciente ideal tiene una expectativa de vida de 7 a 10 años. En pacientes con riesgo más alto, la dosis de radiación más alta utilizada con EBRT conformacional genera una disminución significativamente mejor en la progresión del PSA que la dosis utilizada en EBRT convencional. No parece haber un beneficio de **supervivencia libre de progresión** del PSA con EBRT conformacional cuando se la compara con la EBRT convencional en pacientes con cáncer de próstata de bajo riesgo. Los hombres con un nivel de PSA > 10 ng/mL o con un tumor en etapa clínica T3 son los más propensos a beneficiarse de las dosis de radiación más altas que se pueden lograr con EBRT conformacional y se pueden beneficiar de la terapia de combinación como la terapia hormonal más EBRT. La cantidad de radiación y el campo de radiación difieren para cada persona y dependen de la etapa clínica y el grado de Gleason. Las contraindicaciones a

Supervivencia libre de progresión

Plazo durante y después del tratamiento en el cual la enfermedad que se está tratando (cáncer) no progresa (empeora).

la EBRT incluyen antecedentes de enfermedad intestinal inflamatoria, como la enfermedad de Crohn y colitis ulcerosa o antecedentes de radioterapia pélvica anterior.

69. ¿En qué consiste el tratamiento?

EBRT conformacional requiere que usted se someta a una sesión de planificación del tratamiento (estimulación) que incluye una TC. De allí en adelante, se lo ve durante cinco días a la semana (de lunes a viernes) durante un período corto de tiempo para recibir el tratamiento. Los tratamientos duran aproximadamente entre 6 y 7 semanas, dependiendo de la dosis total seleccionada por su oncólogo radioterapeuta. La dosis recibida y el uso de una terapia neoadyuvante o adyuvante puede variar con sus factores de riesgo. Se recomienda terapia hormonal en hombres con una puntuación de Gleason de 7 o más o un PSA de 10 ng/ml o más junto con una EBRT de dosis estándar (aproximadamente 70 cGy) o aumento de dosis a 78–79 cGy, mediante el uso de una técnica de radiación conformacional 3D. La IMRT administra dosis de hasta 81 Gy. En pacientes de bajo riesgo, el aumento de la dosis parece ser beneficioso. En pacientes con riesgo intermedio, se recomienda una terapia hormonal de corta duración y EBRT de dosis estándar o aumento de dosis. El régimen varía de acuerdo con su etapa clínica y si la radioterapia es administrada como una terapia de primera línea o como una terapia secundaria, por ejemplo un PSA en aumento después de una prostatectomía radical.

Uso de la radioterapia después de una prostatectomía radical

La Sociedad Americana de Oncología Radioterápica (ASTRO, por sus siglas en inglés) y la Asociación Americana de Urología (AUA, por sus siglas en inglés) publicaron una guía en conjunto sobre la radioterapia después de una prostatectomía dirigida a pacientes con y sin evidencia de cáncer de próstata. Los aspectos más importantes de esta publicación incluyen: (1) Los pacientes con hallazgos patológicos adversos que incluyen invasión vesical seminal, márgenes quirúrgicos positivos y extensión extraprostática (es decir, células de cáncer de próstata en la grasa alrededor de la próstata) deberían saber que la radioterapia adyuvante (EBRT, por sus siglas en inglés), en comparación con la prostatectomía radical sola, reduce el riesgo de recurrencia bioquímica (PSA), recurrencia local y progresión clínica del cáncer, (2) se debería ofrecer radioterapia de salvación a pacientes con PSA o recurrencia local después de una prostatectomía radical que no muestran evidencia de una enfermedad metastásica a distancia, y (3) la efectividad de la radioterapia para la recurrencia de PSA es mayor cuando se administra a niveles más bajos de PSA.

70. ¿Cuál es la tasa de éxito de EBRT o EBRT conformacional?

La tasa de éxito varía con el nivel de PSA inicial. En un estudio, entre un 89% y un 92% de hombres tratados con EBRT conformacional, cuyo PSA de pretratamiento era de < 10 ng/mL no mostraron un aumento en el nivel de PSA a los cinco años. Los hombres con un PSA de pretratamiento entre 10 y 19,9 ng/mL tuvieron una chance entre un 82% y un 86% de no aumento del nivel del PSA a los cinco años, en comparación con la chance entre un 26% y un 63% de no aumento del PSA a los cinco años en hombres con un PSA de pretratamiento de > 20 ng/mL.

Los hombres con tumores T1 y T2 tienen tasas de supervivencia que son comparables con aquellas con prostatectomía radical. En dichas personas, la supervivencia libre de tumor clínico es de un 96% a los cinco años y de un 86% a los diez años.

las células cancerígenas sensibles a las hormonas y no sensibles a las hormonas. El posicionamiento adecuado de la sonda permite matar células cancerígenas aún en el borde de la próstata, la cápsula prostática.

Se realiza crioterapia con una guía de ecografía transrectal (TGE). Se colocan agujas de crioterapia/sondas a través de la piel en la próstata. TGE permite visualizar el borde del tejido congelado como un borde hiperecoico con sombreado acústico, además, los termopares registran cuándo se alcanzan las temperaturas letales en la próstata y evalúan las temperaturas en estructuras adyacentes sensibles como el recto y el esfínter. El calentamiento uretral ayuda a disminuir el riesgo de desprendimiento de la uretra:

La criocirugía a base de argón permite una caída rápida de la temperatura en la próstata y el usuario de agujas de crioterapia/sondas. El uso de gas de helio, que se calienta cuando se expande, brinda capacidad de calentamiento que no estaba disponible con las formas anteriores de crioterapia. Para la crioterapia es fundamental el congelamiento rápido del tejido prostático. Además, se recomienda el ciclo de descongelación doble dado que se cree que dichas células cancerígenas que no mueren con el primer ciclo de congelamiento están suficientemente tensionadas, con lo cual el segundo ciclo es letal. Se recomienda que el ciclo de congelamiento sea de al menos $-20°$ C e históricamente a un objetivo de $-40°$ C.

72. ¿Quién es candidato para una crioterapia?

Aunque se utiliza comúnmente como una terapia de **rescate** (procedimiento realizado con el objetivo de "rescatar" a un paciente después de una terapia anterior fallida) para hombres que no responden a EBRT o a las semillas intersticiales, se puede utilizar crioterapia como

71. ¿Qué es la crioterapia/criocirugía? ¿Cuáles son las complicaciones de la crioterapia?

La crioterapia es una técnica utilizada para tratar cáncer de próstata que consiste en el congelamiento controlado de la glándula prostática. El tratamiento de crioterapia de primera línea es una opción, cuando el tratamiento es adecuado, para hombres con una evaluación metastásica negativa. El tamaño de la glándula prostática afecta la capacidad para obtener un congelamiento uniforme de la próstata y personas con próstatas grandes se pueden beneficiar de la disminución del tamaño de la próstata mediante el uso de la terapia hormonal de pretratamiento. Este procedimiento se realiza con anestesia. La evaluación de la ecografía transrectal (similar a la utilizada con su biopsia prostática) se utiliza durante el procedimiento para visualizar la próstata y supervisar la posición de las sondas de congelamiento, las cuales se colocan a través de la piel perineal (el área debajo del escroto y frente al ano) en la próstata (**Figura 15**). Durante el congelamiento, la ecografía transrectal demuestra una "bola de hielo" en la próstata. El proceso de congelamiento mata

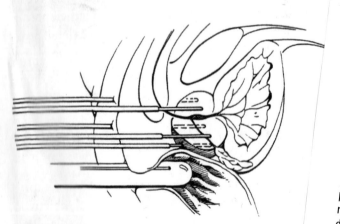

Figura 15 Colocación de agujas para la crioablación de la prósta[ta]
Reimpreso con permiso de Graham SD y Glenn JF (eds.), *Glenn's Urologic Surgery*, 5ª edición, Filadelfia, PA: Lippincott Williams & Wilkins, 1998. http://lww.com

Rescate

Procedimien[to] destinado a "rescatar" a u[n] paciente des[pués] que la terapia anterior no fu[e] por ejemplo, u[na] prostatectomí[a] radical de resc[ate] después que la terapia con haz externo falló.

una terapia de primera línea en personas que tienen una enfermedad clínicamente confinada al órgano de cualquier grado con una evaluación metastásica negativa. Para revisar la política de mejor práctica sobre criocirugía, para el tratamiento del cáncer de próstata localizado, ver www.auanet.org. Sin embargo, los pacientes con riesgo alto necesitan una terapia de modelos múltiples. El tamaño de la glándula prostática es un factor en la selección del paciente y en el resultado. Cuanto más grande es la próstata, más difícil es alcanzar una temperatura uniformemente fría en la glándula. Por lo tanto, los hombres con próstatas grandes se pueden beneficiar de la incorporación de la terapia hormonal (agonista de GnRH o antagonista de GnRH) para disminuir el tamaño de la próstata antes de la crioterapia. Una contradicción relativa a la crioterapia de preformado es un defecto de TURP grande. La crioterapia alcanza los mejores resultados cuando el PSA de inicio es menor a 10 ng/mL. La crioterapia es una opción mínimamente invasiva cuando el tratamiento es adecuado para hombres que no quieren o no son buenos candidatos para la prostatectomía radical dadas las co-morbilidades como obesidad o un antecedente de cirugía pélvica. Es una opción razonable para hombres con una pelvis angosta o aquellos que no pueden tolerar EBRT y aquellos con irritación pélvica no prostática previa, enfermedad intestinal inflamatoria o trastornos rectales. Para pacientes que desean una terapia mínimamente invasiva por un cáncer de próstata de riesgo medio, Gleason y y/u 8 con PSA > 10 ng/mL and < 20 ng/mL y/o etapa clínica T2b, la crioterapia también es una opción.

Más recientemente, los investigadores han considerado a la "crioterapia focal" como una terapia diferente a la "crioterapia de glándula completa" como potencial para el tratamiento del cáncer de próstata localizado, focal a la vez que se disminuye el impacto del tratamiento en la función sexual e intestinal. Un análisis del registro de

Base de Datos en línea Cry (COLD, por sus siglas en inglés) que incluye 5853 pacientes de los cuales 1160 han sido sometidos a crioterapia focal demostró que la tasa libre de recurrencia bioquímica (astrodefinición) a los 36 meses fue de 75,7%. La continencia urinaria, como se define por la falta de uso de una almohadilla, fue de un 98,4% y un 58,1% de pacientes notó mantenimiento de las erecciones espontáneas.

Se sigue investigando la función de la crioterapia focal y los resultados de los estudios a largo plazo son necesarios para evaluar la viabilidad y la eficacia de esta terapia. Para su éxito son fundamentales los métodos confiables para identificar áreas focales de cáncer de próstata para regímenes de tratamiento y de seguimiento posterior al tratamiento, dadas las limitaciones del PSA con posterioridad al tratamiento.

73. ¿Cuál es la tasa de éxito de la crioterapia?

En el caso de la criocirugía, no existe una medición bioquímica universalmente aceptada del fracaso. Dado que se preserva la uretra, siempre hay posibilidad de que el PSA produzca tejido que se preserva. En esta situación, el PSA no disminuirá a un nivel indetectable. Sin embargo, se siente que cuanto menor es el nadir del PSA, mayor será la posibilidad de que la biopsia sea negativa y el PSA se mantenga estable con posterioridad al tratamiento con el paso del tiempo.

En pacientes que no han respondido localmente a EBRT, cerca de un 40% que se sometió a crioterapia de rescate tienen un nivel de PSA indetectable después de la crioterapia y un 78% tiene resultados negativos de la biopsia prostática. Aparentemente, una caída en el PSA a 0,5 ng/mL después de la crioterapia está asociada con un buen pronóstico. En hombres con niveles de PSA posteriores a la crioterapia $>$ de 0,5 ng/mL, la posibilidad de que el PSA aumente o que la biopsia prostática tenga resultado positivo es mayor. Cuando se utiliza crioterapia como la terapia inicial principal, el valor más bajo del PSA de $\leq$ 0,5 ng/mL está asociado con un mejor pronóstico.

En estudios con datos a largo plazo que oscilan entre 5 y 10 años con posterioridad a la crioterapia, la enfermedad bioquímica de 5 años para las tasas de supervivencia para casos de bajo riesgo, riesgo intermedio y riesgo alto oscilan entre un 65% y un 92%, un 69% y un 89% y un 48% y un 89%, respectivamente.

Un registro multicéntrico (el registro de base de datos en línea de crioablación) de la crioterapia principal (sin cirugía previa o procedimientos a base de radiación) informó resultados de progresión libre de enfermedad bioquímica a 5 años (PSA) indicando que:

un 85% de pacientes de bajo riesgo están libres de enfermedad a los 5 años.

un 73,4% de pacientes de riesgo intermedio están libres de enfermedad a los 5 años.

un 75% de pacientes de riesgo alto están libres de enfermedad a los 5 años.

Los resultados anteriores se obtuvieron utilizando ASTRO anterior.

Con el uso de la definición de "libre de enfermedad bioquímica de Phoenix" del nadir del PSA más 2 ng/mL, se lograron los siguientes resultados:

un 91% de tasa libre de enfermedad bioquímica en pacientes de bajo riesgo.

un 78% de tasa libre de enfermedad bioquímica en pacientes de riesgo intermedio.

un 62% de tasa libre de enfermedad bioquímica en pacientes de riesgo alto.

¿Cuáles son los efectos secundarios/las complicaciones de la crioterapia?

Las complicaciones de la crioterapia parecen estar relacionadas con los efectos del congelamiento en tejidos circundantes y puede minimizarse mediante supervisión cuidadosa con ecografía transrectal y calentamiento uretral durante el procedimiento. La mayoría de las personas que se someten a crioterapia lo hacen como procedimiento de rescate después del fracaso de la radioterapia. Los efectos de la radiación en los tejidos circundantes dejan tejido con reserva limitada para cicatrizar y repararse, aumentando así el riesgo de complicaciones. Los efectos secundarios comunes de la crioterapia incluyen dolor perineal, retención urinaria transitoria, inflamación del pene y/o escroto, y hematuria. La retención urinaria se produce en cerca de un 3% de personas. Los antiinflamatorios parecen ser de ayuda, pero las personas pueden necesitar un catéter o sonda suprapúbica durante unas semanas posteriores al tratamiento. La inflamación del pene y/o escroto es común en la primera o segunda semana posterior al procedimiento y se suele resolver dentro de los 2 meses de la crioterapia. La parestesia del pene se puede producir y suele solucionarse dentro de los 2 a 4 meses posteriores al procedimiento. Las complicaciones a largo plazo de la crioterapia incluyen: formación de la fístula, incontinencia, disfunción eréctil y desprendimiento de la uretra. Con la crioterapia dirigida a toda la glándula prostática, el esfínter urinario externo se ve inevitablemente afectado por el congelamiento, aunque está protegido de alguna manera por el catéter de calentamiento uretral. Por lo tanto, existe riesgo de incontinencia urinaria con la crioterapia y cuando se presenta se limita a una incontinencia de esfuerzo leve. El riesgo de incontinencia permanente (es decir, se necesita utilizar una almohadilla) oscila entre < un 1%

y un 8%. Sin embargo, en personas que se someten a crioterapia de rescate después del fracaso de la radiación, la incidencia de la incontinencia urinaria puede llegar al 43%. De manera similar, con crioterapia de la glándula prostática total, la bola de hielo se extiende más allá de la cápsula de la próstata y en la mayoría de los casos abarca conjuntos neurovasculares y puede ocasionar disfunción eréctil. La incidencia de la disfunción eréctil después de la crioterapia en la bibliografía oscila entre un 49% y un 93% un año después de la crioterapia. Sin embargo, se han informado tasas de potencia del 51,3% 4 años después del tratamiento con el uso de la rehabilitación peneana posterior a la crioterapia. El riesgo de formación de la fístula, una conexión entre la próstata y el recto, se produce en un 0% a un 0,5% de personas que se someten a crioterapia por cáncer de próstata y es el más alto en hombres que se someten a crioterapia de rescate después del fracaso de la radioterapia (EBRT). El desprendimiento de la uretra se produce con menos frecuencia con el uso del catéter de calentamiento uretral. El desprendimiento de la uretra puede causar disuria y retención urinaria. Los pacientes sintomáticos pueden necesitar resección transuretral del tejido necrótico. La incidencia del desprendimiento de la uretra después de la crioterapia con uso del catéter de calentamiento uretral oscila entre un 0% y un 15%. Los pacientes sintomáticos pueden necesitar resección transuretral del tejido necrótico.

74. ¿Qué opciones están disponibles si la crioterapia principal no es de ayuda?

Si se produce un fracaso a nivel local en la próstata y no hay signos de cáncer fuera de la próstata, entonces se podría realizar técnicamente una prostatectomía radical. Los riesgos de incontinencia e impotencia asociados con la prostatectomía radical después de la crioterapia son significativos. La terapia hormonal es una opción en pacientes con un PSA en aumento después de la crioterapia principal.

75. ¿Hay distintos tipos de terapia hormonal? ¿Se tienen que extraer los testículos?

Hormonas

Sustancias (estrógenos y andrógenos) responsables de las características sexuales secundarias (crecimiento del cabello y cambio de voz en hombres).

Andrógenos

Hormonas que son necesarias para el desarrollo y funcionamiento de los órganos sexuales masculinos y las características sexuales masculinas (es decir, cabello, cambio de voz).

Testosterona

Hormona masculina o andrógeno que es producida principalmente por los testículos y es necesaria para la función sexual y la fertilidad.

La terapia hormonal es una forma de tratamiento del cáncer de próstata diseñado para disminuir la producción de las hormonas masculinas (andrógenos, testosterona y dihidrotestosterona), y su acción en las células de cáncer de próstata. Las **hormonas** son sustancias responsables de las características sexuales secundarias, como crecimiento del cabello y los cambios de voz en hombres. Los **andrógenos** son necesarios para el desarrollo y funcionamiento de los órganos sexuales masculinos y las características sexuales masculinas (p.ej., cabello, cambio de voz). El andrógeno más común es la **testosterona**. Los andrógenos son producidos principalmente por los testículos, bajo control de varias partes del cerebro. Las glándulas suprarrenales producen una pequeña cantidad de andrógeno; las glándulas suprarrenales son glándulas pequeñas ubicadas encima de los riñones que producen muchos químicos importantes. Las células del cáncer de próstata pueden ser sensibles a las hormonas, no sensibles a las hormonas o resistentes a la castración. Las células cancerígenas que son sensibles a las hormonas necesitan andrógenos para crecer. Por lo tanto, la eliminación de los andrógenos evitaría el crecimiento de dichas células y haría que se reduzcan. Las células prostáticas normales también son sensibles a las hormonas y se reducen como respuesta a la terapia hormonal. Las células de cáncer de próstata que son resistentes a la castración se han adaptado para poder crecer a pesar de un nivel de testosterona muy bajo como resultado de la terapia hormonal, pero siguen siendo sensibles a la testosterona.

La terapia hormonal no es una terapia "de curación", dado que no mata células del cáncer de próstata; al contrario, es "paliativa" dado que su objetivo es frenar la progresión, o el crecimiento, del cáncer de próstata. La terapia hormonal para pacientes con enfermedad metastásica puede funcionar con efectividad durante varios años; sin embargo, con el tiempo, las células resistentes a la castración emergerán y el cáncer crecerá.

La terapia hormonal puede utilizarse como una terapia primaria, secundaria o neoadyuvante. La terapia hormonal se suele utilizar como terapia principal en hombres mayores que no son candidatos a cirugía o radioterapia y que no están interesados en la espera en observación (Pregunta 83). También se utiliza en hombres que tienen enfermedad metastásica al momento de la detección del cáncer de próstata. Los hombres que experimentan un aumento continuo de su PSA después de una prostatectomía radical, radioterapia, o crioterapia reciben terapia hormonal para frenar el crecimiento del cáncer de próstata recurrente. Finalmente, la terapia hormonal puede administrarse durante un período de tiempo previo a la prostatectomía radical o radioterapia para reducir la glándula prostática y facilitar el procedimiento (**terapia neoadyuvante**). No está claro si este tipo de terapia afecta el tiempo de progresión o supervivencia de la enfermedad. Sin embargo, una terapia neoadyuvante tiene un impacto significativo en la patología, de forma tal que es muy difícil para el patólogo calificar las células cancerígenas después de tres meses de terapia hormonal.

En hombres con cáncer de próstata recurrente después de EBRT o prostatectomía radical o en hombres que no tienen cáncer de próstata confinado al órgano al

> *La terapia hormonal no es una terapia "de curación", dado que no mata células del cáncer de próstata; al contrario, es "paliativa" dado que su objetivo es frenar la progresión, o el crecimiento, del cáncer de próstata.*

Terapia neoadyuvante

Uso de un tratamiento, como quimioterapia, terapia hormonal y radioterapia, antes de la cirugía.

momento del diagnóstico, no es claro el tiempo en que debería comenzar la terapia hormonal. Es por ello que uno debe ponderar los beneficios y los efectos secundarios de la terapia hormonal. La terapia hormonal puede demorar la progresión de la enfermedad, pero su efecto en la supervivencia no parece ser significativo. En un estudio en hombres con cáncer de próstata, la demora de la terapia hormonal durante un año estuvo asociada con un aumento del 18% en el riesgo de muerte debido al cáncer de próstata; aunque se trato de un estudio extenso, se trata de un solo estudio y se necesita más información.

Existen muchas formas diferentes de terapia hormonal, y pueden subdividirse en dos grupos: terapias quirúrgicas y terapias médicas. El enfoque quirúrgico es una **orquietocmía** bilateral (extirpación de los testículos), a través de la cual se extirpa la fuente principal de la producción de andrógenos, los testículos.

orquietocmía

Extracción del/los testículo(s).

La orquietocmía bilateral se realiza en hombres con cáncer de próstata para eliminar la mayor parte de la producción de la hormona masculina (la testosterona). En general, este procedimiento se puede realizar como un procedimiento quirúrgico mínimo con anestesia local. De acuerdo con la preferencia del urólogo, se puede realizar a través de una única incisión en el medio del escroto o a través de dos incisiones, una a cada lado del escroto. Los vasos sanguíneos que suministran sangre a los testículos y el conducto espermático (los conductos deferentes) están unidos y se extirpan los testículos. Algunos urólogos realizan una orquietocmía subcapsular, que consiste en la extracción del tejido testicular desde dentro del recubrimiento exterior (la cápsula) y la cápsula permanece en el escroto, dejando cierta plenitud en el escroto. Para minimizar la inflamación y el sangrado en el escroto, el escroto se suele envolver para comprimirlo o se utiliza un suspensorio escrotal para elevarlo. La incisión se cierra con suturas disolubles de forma tal que no se tengan que remover los puntos.

Las ventajas de la orquietocmía bilateral son que causa una caída rápida del nivel de testosterona (el nivel de testosterona cae a su nivel más bajo entre 3 a 12 horas después del procedimiento [el promedio es de 8,6 horas]), es un procedimiento puntual, y es más económica que las inyecciones, que suelen exigir varias visitas al consultorio por año y son más caras. Las desventajas de la orquietocmía son aquellas de un procedimiento quirúrgico, e incluyen sangrado, infección, permanencia y cambios en el escroto. En hombres que se han sometido a una orquietocmía bilateral y están molestos ante un escroto "vacío", se pueden colocar prótesis testiculares bilaterales que tienen el mismo tamaño que los testículos en adultos. La mayoría de los hombres que se somete a una orquietocmía bilateral pierden su libido y tienen disfunción eréctil después de la disminución del nivel de testosterona. Otros efectos secundarios a largo plazo de la orquiectomía bilateral relacionados con el agotamiento de la testosterona incluyen sofocos, osteoporosis, fatiga, pérdida de masa muscular, anemia y aumento de peso.

La terapia médica está diseñada para detener la producción de andrógenos por parte de los testículos y los efectos de los andrógenos en las células de cáncer de próstata. Hay tres tipos de terapias médicas: **agonistas de la hormona liberadora de gonadotropina (GnRH)**, **antiandrógenos**, y **antagonistas de GnRH**. Estos previenen la acción de la testosterona en el cáncer de próstata y en células prostáticas normales (antiandrógenos) o evitan la producción de testosterona de los testículos (GnRH).

Agonistas de la hormona liberadora de gonadotropina

El cerebro controla la producción de testosterona por parte de los testículos. Los agonistas de la hormona liberadora de gonadotropina son químicos producidos en el cerebro que, a su vez, estimulan la producción de

Agonistas de la hormona liberadora de gonadotropina

Clase de fármacos que previenen la producción de testosterona por los testículos.

Antiandrógeno

Medicamento que elimina o reduce la presencia o actividad de los andrógenos.

Antagonista de GnRH

Forma de terapia hormonal que trabaja a nivel del cerebro para suprimir directamente la producción de testosterona sin aumentar inicialmente el nivel de testosterona.

otro químico producido por el cerebro, GnRH. GnRH le indica a los testículos que produzcan testosterona. Inicialmente, cuando un hombre toma un agonista de GnRH, hay más producción de LH y de testosterona. Esta superestimulación le dice al cerebro que detenga la producción de GnRH, y posteriormente, los testículos dejan de producir testosterona. Lleva entre 5 y 8 días aproximadamente para que los agonistas de GnRH disminuyan los niveles de testosterona, de manera significativa. El aumento en la testosterona que se puede producir inicialmente con agonistas de GnRH puede afectar pacientes con metástasis ósea, y puede producirse un empeoramiento de su dolor óseo denominado **reacción de exacerbación**. Dichos hombres con enfermedad metastásica recibirán otra medicación, un antiandrógeno, durante dos semanas o más antes de comenzar con el agonista de GnRH para bloquear los efectos de la testosterona y prevenir el fenómeno de exacerbación.

Reacción de exacerbación

Aumento temporario en el crecimiento tumoral y en los síntomas que es ocasionado por el uso inicial de agonistas de GnRH. Se previene con el uso de un antiandrógeno, 1 semana antes del comienzo de la terapia con un agonista de GnRH.

Los agonistas de GnRH son administrados como inyecciones ya sea mensuales, trimestrales, cuatrimestrales, semestrales o anuales. Hay cinco formas de agonistas de GnRH (Lupron Depot®), suspensión de triptorelina de pamoato para inyección intramuscular (Trelstar Depot y Trelstar LA), acetato de leuprolida para la inyección subcutánea (Eligard), acetato de histrelina para implante subcutáneo (Vantas) e implante de acetato de goserelina (Zoladex). Básicamente, funcionan de la misma manera pero difieren en la forma en que son administrados (**Tabla 8**). La ventaja de esta forma de terapia es que no requiere extirpación de los testículos; sin embargo, es costosa y requiere de visitas más frecuentes al consultorio médico. Si omite una inyección su nivel de testosterona aumentará y las células del cáncer de próstata podrán crecer; por lo tanto es importante que reciba las inyecciones según un esquema regular. Si tiene que viajar, puede planificar por adelantado y comunicarse con sus médicos en áreas donde podrá coordinar las inyecciones.

Tabla 8 Antiandrógenos y análogos de GnRH comúnmente utilizados

Agente	Dosis	Vía de administración	Acción	Efectos secundarios
Lupron Depot ® (acetato de leuprolida para la inyección de liberación lenta)	7,5 mg/mo 22,5 mg/3 mos 30 mg/4 mos 45 mg/6 mos	IM	Agonista de GnRH	Impotencia, libido disminuida, osteoporosis, anemia, sofocos, aumento de peso, fatiga, fenómeno de exacerbación. El uso a largo plazo puede prolongar el intervalo QT.
Eligard (acetato de leuprolida para la suspensión inyectable)	7,5 mg/mo 22,5 mg/3 mos 30 mg/4 mos 45 mg/6 mos	SQ	Agonista de GnRH	Igual que Lupron.
Trelstar Depot/LA (suspensión inyectable de pamoato de triptorelina)	3,75 mg/mo 11,25 mg/3 mos 22,5 mg/6 mos	IM	Agonista de GnRH	Igual que Lupron.
Vantas (implante de acetato de histrelina)	50 mg/año	SQ	Agonista de GnRH	Igual que Lupron.
Zoladex (goserelina)	3,6 mg/mo 10,8 mg/3 mos	SQ	Agonista de GnRH	Igual que Lupron.

(continúa)

133

Tabla 8 Antiandrógenos y análogos de GnRH comúnmente utilizados (continuación)

Agente	Dosis	Vía de administración	Acción	Efectos secundarios
Firmagon (degarelix)	240 mg administrados como dos inyecciones de 120 mg cada una como dosis inicial, seguido por una dosis de mantenimiento de 80 mg cada 28 días, 28 días después.	SQ	Antagonista de GnRH	Reacciones en el lugar de la inyección, sofoco, impotencia, aumento de peso, fatiga, aumento en transaminasas, HTN, escalofríos. El uso a largo plazo puede prolongar el intervalo QT.
Eulexina (flutamida)	750 mg/día	PO	Antiandrógeno	Sensibilidad y agrandamiento mamario, sofocos, diarrea, anemia, función hepática anormal.
Nilandron (nilutamida)	300 mg/día 3 × 1 mo	PO	Antiandrógeno	Igual que con Eulexin También enfermedad pulmonar reversible, intolerancia al alcohol, menor visión nocturna
Casodex (bicalutamida)	50 mg/día	PO	Antiandrógeno	Igual que con Eulexin.

Abreviaturas: mos, meses; PO, vía oral; SQ, vía subcutánea; comb rx, tratamiento de combinación; IM, vía intramuscular.

Antagonistas de la hormona liberadora de gonadotropina

Degarelix es un antagonista de GnRH que demostró en ensayos clínicos que disminuye la testosterona sérica rápidamente (en 3 días) y no está asociado con el surgimiento inicial de testosterona y el riesgo de exacerbación que se ve con un agonista de GnRH. La dosis de inicio es de 240 mg que se administra en dos inyecciones subcutáneas de 120 mg y posteriormente, dosis de mantenimiento de 80 mg como una inyección subcutánea cada 28 días. Los estudios de Fase III han demostrado que degarelix es al menos tan efectivo como leuprolide en sostener los niveles de castración o disminuir la testosterona y ha tenido una disminución más rápida estadísticamente significativa en niveles de testosterona.

Los agonistas/antagonistas de GnRH tienen efectos secundarios que pueden afectar su calidad de vida en un plazo corto o largo de tiempo. Algunos de los efectos secundarios relacionados con estos medicamentos, como sofocos, disfunción eréctil (ver Pregunta 91), anemia y osteoporosis, se pueden tratar. La disfunción eréctil se produce en aproximadamente un 80% de hombres que toman agonistas/antagonistas de GnRH y está asociada con una libido disminuida (deseo sexual). El fármaco ampliamente recetado, sildenafil (Viagra), así como otras terapias orales para la disfunción eréctil, vardenafil (Levitra) y tadalafil (Cialis) son efectivas en la mayoría de los hombres si han tenido una función eréctil normal antes de comenzar con la terapia hormonal. Desafortunadamente, no hay medicación para restaurar la libido.

Una encuesta reciente de Gallup realizada a hombres estadounidenses reveló que la mayoría de los hombres cree que la osteoporosis es "una enfermedad de las mujeres". La **osteoporosis** es la pérdida de densidad ósea, y genera un debilitamiento de los huesos que hace que se

La osteoporosis es la pérdida de densidad ósea, y genera un debilitamiento de los huesos que hace que se rompan más fácilmente.

rompan más fácilmente. Aún así, la enfermedad puede afectar a hombres, particularmente aquellos que se someten a una terapia hormonal para tratar cáncer de próstata. Si tiene factores de riesgo de disminución de la densidad mineral ósea, su médico querrá que se realice un control de la densidad ósea antes de comenzar con una **terapia de deprivación androgénica (TDA)**. Se anticipa que habrá aproximadamente 2.000 fracturas inducidas por osteoporosis en hombres con cáncer de próstata avanzado.

Los factores de riesgo incluyen:

1. *Antecedentes familiares*: los pacientes con un antecedente familiar de disminución de la densidad ósea tienen un 50% o más de aumento del riesgo de desarrollar osteoporosis.

2. *Envejecimiento*: la mayoría de los hombres y mujeres pierden aproximadamente un 0,5% de la masa ósea cada año después de los 50 años de edad.

3. *Relacionado con el estilo de vida*: disminución del calcio y la vitamina D, fumar, consumo excesivo de alcohol, consumo de cafeína o falta de ejercicio.

4. *Las enfermedades asociadas con la pérdida de masa ósea*: enfermedad pulmonar obstructiva crónica (EPOC), síndrome de malabsorción, hiperparatiroidismo, **hipogonadismo**, insuficiencia renal, y deficiencia de vitamina D.

¿Cómo saber que tengo osteoporosis? La mejor forma de verificar la densidad mineral ósea es mediante una densitometría ósea (DEXA, por sus siglas en inglés), el mismo estudio utilizado para evaluar la osteoporosis en mujeres. Es **no invasiva** (es decir, no requiere una incisión o la inserción de un instrumento o sustancia en el cuerpo), precisa, y una prueba rápida que incluye una exposición mínima a la radiación. La prueba mide la densidad mineral ósea, que se compara con los valores obtenidos de sujetos de control adultos, normales y jóvenes. Existen controles bien establecidos para mujeres pero necesitan estar mejor definidos para los hombres. Además, parece haber una variación étnica en la densidad ósea, con hombres afroamericanos que generalmente tienen una masa ósea pico mayor y un riesgo menor de fracturas por osteoporosis que los hombres blancos. Normalmente, la densidad mineral ósea llega a su pico máximo a la edad de 25 y después de los 35 años de edad tanto hombres como mujeres pierden entre un 0,3% y un 0,5% de su masa ósea por año como parte del proceso de envejecimiento normal. Los hombres tienen un pico de masa ósea más alto que las mujeres.

Varios factores contribuyen a la pérdida de la densidad mineral ósea, pero la menor producción de hormonas sexuales tiene el impacto más significativo en la densidad mineral ósea. Los niveles bajos de testosterona afectan la densidad mineral ósea en hombres casi de la misma manera que los niveles bajos de estrógeno en mujeres. El uso de TDA, mediante orquietocmía o agonista/antagonista de GnRH con o sin antiandrógeno causa una disminución en la densidad mineral ósea. La pérdida promedio por año es de un 4% durante los primeros dos años con terapia hormonal y de un 2% por año después del 4to año, lo cual es similar a la pérdida en mujeres después de la extracción de los ovarios o la menopausia natural. Esta pérdida de densidad mineral ósea en hombres bajo terapia hormonal se produce al menos durante diez años y probablemente representa una mayor incidencia de fracturas: Entre un 5% y un 13,5% de hombres bajo terapia hormonal tienen fracturas en comparación con un 1% de hombres con cáncer de próstata que no reciben terapia hormonal.

Las modificaciones en el estilo de vida que pueden ayudar a disminuir los riesgos de complicaciones óseas en hombres bajo terapia hormonal incluyen: dejar de fumar, disminuir la ingesta de alcohol, que realizan ejercicios con carga y de brazo y consumen suplementos de 1200 mg de calcio y entre 400 y 800 unidades internacionales de vitamina D a diario. Las dietas ricas en calcio incluyen productos lácteos, salmón, espinaca y tofu.

¿Cuándo los hombres bajo terapia hormonal deberían someterse a un estudio de osteoporosis? No existen buenas pautas que ayuden a determinar con qué frecuencia se deberían realizar DEXA en hombres con cáncer de próstata que están bajo terapia hormonal. Puede ser útil obtener una DEXA de base antes de comenzar con la terapia hormonal y luego realizar DEXA periódicas de allí en adelante. ¿Qué se puede hacer para prevenir o tratar la osteoporosis? Varios estudios han demostrado que hay un aumento en la pérdida de densidad mineral ósea en hombres que han sido sometidos a una orquietocmía en comparación con hombres que reciben agonista/antagonista de GnRH. La razón no es clara, pero este resultado sugiere que los testículos producen otros químicos que pueden ser importantes en el mantenimiento de la densidad ósea. Otros estudios pueden ayudar a identificar estos químicos. Existen factores que nos pueden poner en riesgo de osteoporosis y ellos incluyen vida sedentaria, menor exposición al sol, terapia de glucocorticoides, consumo excesivo de cafeína, menor consumo o de o exposición al calcio y vitamina D, mayor consumo de sal, consumo de antiácidos que contienen aluminio, abuso de alcohol, fumar, antecedentes familiares de menor densidad mineral ósea, y enfermedades asociadas con la pérdida ósea, incluso EPOC, síndrome de malabsorción, hiperparatiroidismo, hipogonadismo, insuficiencia renal, y deficiencia de vitamina D.

Los cambios en el estilo de vida pueden ayudar a prevenir la osteoporosis. Se ha demostrado que la terapia con estrógenos en dosis bajas, **dietilstilbestrol (DES)**, 1 mg por día puede ser útil en la estabilización de la pérdida de densidad mineral ósea pero existe riesgo de sufrir coágulos. La calcitonina está aprobada por la **Administración de Medicamentos y Alimentos (FDA, por sus siglas en inglés)** para uso en mujeres y ha demostrado que puede ser parcialmente útil en hombres. Debe ser administrada mediante inyección o pulverizador nasal.

Otro grupo de medicamentos que son comúnmente utilizados en mujeres con osteoporosis son los bifosfonatos, que evitan la descomposición ósea. Se han utilizado tres bifosfonatos diferentes, alendronato (Fosamax), neridronato (Nerexia) y zoledronato (Zometa) para prevenir la osteoporosis en hombres con deficiencia androgénica y cáncer de próstata. El zoledronato está aprobado por la FDA y ha demostrado que aumenta la densidad ósea en hombres bajo terapia hormonal. En un pequeño estudio, se demostró que el pamidronato (Avedia) utilizado en combinación con leuprolide conserva la densidad ósea en hombres con cáncer de próstata bajo terapia hormonal con leuprolide.

Se ha demostrado que el denosumab (Prolia, Xgeva) 60 mg tiene un efecto significativo en la densidad mineral ósea en comparación con placebo en hombres con cáncer de próstata no metastásico y disminuye los riesgos de nuevas fracturas vertebrales. Denosumab no es bifosfonato. Es un anticuerpo monoclonal que se inyecta en la piel cada 6 meses. Denosumab está aprobado por la FDA para tratar el aumento de la masa ósea en hombres con alto riesgo de fractura que reciben TDA por cáncer de próstata no metastásico. Puede causar una disminución grave de los niveles de calcio. También puede causar fatiga, disminución de los niveles de fosfato y náuseas. Se puede necesitar un suplemento de calcio y vitamina D para prevenir la **hipocalcemia** (bajo nivel de calcio en sangre).

Dietilestilbestrol (DES)
Una forma de la hormona femenina estrógeno.

Administración de Medicamentos y Alimentos (FDA, por sus siglas en inglés)
Agencia responsable de aprobar medicamentos recetados en los Estados Unidos.

Hipocalcemia
Nivel bajo de calcio en el torrente sanguíneo.

139

Otra forma de disminuir potencialmente el riesgo de osteoporosis es el uso de una terapia hormonal intermitente. Sin embargo, sigue siendo controvertido si TDA intermitente puede disminuir la densidad mineral ósea. Con esta forma de terapia, se le administra e interrumpe la administración de hormonas durante períodos determinados de tiempo. La idea de la terapia hormonal intermitente es que las células de cáncer de próstata que sobreviven mientras usted está bajo terapia hormonal (no sensible a las hormonas) se vuelvan sensibles a las hormonas nuevamente cuando se exponen a andrógenos. Las posibles ventajas de la supresión androgénica intermitente incluyen la conservación de la sensibilidad androgénica del tumor, mejor calidad de vida dada la recuperación de la libido y la potencia y mejor sensación de bienestar, y disminución en el costo del tratamiento. En el caso de cáncer no metastásico, se ha demostrado que TDA intermitente es tan efectivo como TDA continua.

Los efectos a largo plazo de la terapia hormonal intermitente no se conocen bien. La duración de la terapia hormonal, el tiempo para reiniciar la terapia hormonal, cómo saber si la enfermedad está progresando y quién es el paciente ideal para la terapia hormonal intermitente no están bien definidos. Una forma posible de administrar una terapia de supresión androgénica intermitente (bloqueo androgénico) aparece en la **Figura 16**.

Se suelen utilizar agonista/antagonistas de GnRH solos o como terapia principal, secundaria o neoadyuvante. Con el tiempo, el nivel del PSA puede aumentar. Cuando el PSA aumenta, su médico verificará su nivel de testosterona para asegurarse que el agonista/antagonista de GnRH está disminuyendo el nivel de testosterona a niveles casi indetectables. En algunos casos, con el uso de un agonista/antagonista de GnRH cada 3 a 4 meses, la supresión de testosterona puede no ser adecuada y cambiar a un intervalo de dosificación más frecuente, como una formulación cada 28 días puede ser

Nadir del PSA < 4 ng/mL

    Continuar con terapia durante un promedio de 9 meses

↓

Interrumpir medicamentos

    Controlar hasta que el PSA aumente a una media de 10-20 ng/mL

↓

Reanudar el bloqueo androgénico total

    Continuar ciclo hasta que la regulación del PSA se vuelve
    independiente del bloqueo androgénico total.

Figura 16 Bloqueo androgénico intermitente

Datos de Miyamoto H, Messing EM, Chang C. Androgen deprivation therapy for prostate cancer: current status and future prospects. *The Prostate* 9999:1–22(2004); and Hussain M, Tangen C, Berry D et al. Intermittent versus continuous androgen deprivation for prostate cancer. *NEJM* 2013; 268(14):1314–1325.

más efectiva. Cuando un hombre recibe terapia hormonal, el nivel de testosterona debería ser de < 20 ng/dL. Cuando el PSA aumenta a pesar del agonista/antagonista de GnRh, el agonista/antagonista de GnRH continúa, y se agrega otra medicación, un antiandrógeno. Esta terapia combinada se denomina bloqueo androgénico total y suele ser efectiva en el tratamiento del cáncer de próstata durante 3 a 6 meses.

Antiandrógenos

Los antiandrógenos son **bloqueadores del receptor androgénico**; previenen la unión de los andrógenos, tanto aquellos producidos por los testículos como aquellos producidos por las glándulas suprarrenales con las células del cáncer de próstata y evitan así que actúen en dichas células. Dado que estos químicos no afectan realmente la producción de testosterona, el nivel de testosterona permanece normal y puede apenas elevarse si se utilizan solos. Por lo tanto, estos medicamentos no afectan la libido o la función eréctil cuando se utilizan por sí solos. Sin embargo, los antiandrógenos no se utilizan solos comúnmente; al

Bloqueador del receptor androgénico

Químico que se une al receptor androgénico y previene la unión de los andrógenos (testosterona y dihidrotestosterona).

Los antiandrógenos son bloqueadores del receptor; previenen la unión de los andrógenos, tanto aquellos producidos por los testículos como aquellos producidos por las glándulas suprarrenales con las células del cáncer de próstata y evitan así que actúen en dichas células.

contrario, se utilizan en combinación con un agonista/antagonista de GnRH. Se ha demostrado que un antiandrógeno, bicalutamida (Casodex) es efectivo en el tratamiento del cáncer de próstata por sí mismo, pero no está aprobado por la FDA para la monoterapia. Existen tres antiandrógenos que se utilizan comúnmente: bicalutamida (Casodex), flutamida (Eulexin), y nilutamida (Nilandron). Al igual que con todos los medicamentos, estos medicamentos tienen efectos secundarios que se enumeran en la Tabla 8. Cuando se utilizan antiandrógenos en combinación con un agonista/antagonista de GnRH, esto se denomina **bloqueo androgénico total (máximo)**. El bloqueo androgénico total es utilizado para personas cuyo PSA aumenta significativamente mientras toman agonista/antagonistas de GnRH.

La FDA ha aprobado un nuevo bloqueador del receptor androgénico, enzalutamida (Xtandi). A diferencia de las formas antiguas de los bloqueadores del receptor androgénico, funciona de diferentes maneras, pero actualmente solo se indica en pacientes con cáncer de próstata metastásico resistente a la castración que han fracasado con la quimioterapia con docetaxel. Ver Preguntas 77, 81.

Bloqueo androgénico total (máximo)

Bloqueo total de todas las hormonas masculinas (aquellas producidas por los testículos y las glándulas suprarrenales) mediante cirugía y/o uso de medicamentos.

76. ¿Por qué se producen sofocos con la terapia hormonal y cómo se pueden tratar?

Los sofocos se producen en hombres que reciben terapia hormonal para tratar el cáncer de próstata en etapa alta y en pacientes que reciben una terapia hormonal neoadyuvante (terapia hormonal administrada antes del tratamiento definitivo, p.ej., prostatectomía radical o semillas intersticiales para reducir el cáncer de próstata).

En un estudio de hombres que reciben terapia neoadyuvante antes de la prostatectomía radical, se detectó que

Los sofocos se producen en hombres que reciben terapia hormonal para tratar cáncer de próstata en estado avanzado y en pacientes que reciben terapia hormonal neoadyuvante.

se producen **sofocos** (una sensación repentina de calor, que puede estar asociada con sudor y enrojecimiento de la piel) en un 80% de los pacientes. En aproximadamente un 10%, los sofocos continuaron durante al menos 3 meses después de que interrumpieron la terapia hormonal. Los hombres que recibieron terapia hormonal durante > 4 meses tenían más probabilidad de tener sofocos que persistieran. Aproximadamente tres cuartos (un 75%) de los hombres tratados con terapia hormonal para el cáncer de próstata informan sofocos que comienzan entre 1 y 12 meses después del comienzo de la terapia hormonal y persisten durante años. Los sofocos pueden variar en intensidad y pueden durar desde unos pocos segundos hasta una hora.

La causa de los sofocos y del sudor (síntomas vasomotores) asociados con la terapia hormonal (inyecciones u orquietocmía) no es conocida. Los síntomas son similares a aquellos que las mujeres experimentan durante la menopausia aún así no son experimentados por los hombres cuyo nivel de testosterona declina lentamente con el envejecimiento. Los síntomas parecen estar relacionados con la disminución repentina en el nivel de testosterona y los efectos que la testosterona tiene en los vasos sanguíneos. No existen factores identificables que ponen a una persona en riesgo más alto de sufrir sofocos que otra.

Hay muchas formas de tratar los sofocos asociados con la terapia hormonal y los distintos hombres responden a diferentes tratamientos (**Tabla 9**). Algunas opciones incluyen clonidina (un medicamento para la tensión arterial), el acetato de megestrol hormonal (Megace), parches de estrógeno, estrógeno en dosis baja (DES), y acetato de medroxiprogesterona (Provera, Depo-Provera). El estrógeno oral ha sido efectivo en la eliminación de sofocos; sin embargo el uso de estrógeno tiene el riesgo de producir problemas cardíacos, ACV y coágulos. El acetato de

TRATAMIENTO DEL CÁNCER DE PRÓSTATA

Sofocos
Sensación repentina de calor; puede estar asociada con el sudor y enrojecimiento de la piel y aparece con la terapia hormonal.

Tabla 9 Fármacos comúnmente utilizados para tratar los sofocos

Fármaco	Dosis	Efectos secundarios posibles
Acetato de megestrol (Megace)	20 mg BID	Escalofríos, estimulación del apetito, aumento de peso
Clonidina (Catapres)	Parche de 0,1 mg por semana	Hipotensión, reacción cutánea
Acetato de medroxirogesterona (Provera o Depo-Provera)	400 mg IM o 25 mg PO BID	Efectos secundarios cardiovasculares
Venlafaxina	12,5 mg PO BID	Depresión, náuseas, pérdida del apetito
Acetato de cirpoterona	50 mg PO TID	Rara vez el tumor puede crecer; efectos secundarios cardiovasculares
Dietilestilbestrol (DES)	1 mg PO QD	Efectos secundarios cardiovasculares, dificultad para obtener, coágulos

Abreviaturas: BID, dos veces por día; TID, tres veces por día; IM, vía intramuscular PO, vía oral; QD, todos los días.

megestrol en dosis baja (Megace) ha sido utilizado efectivamente para tratar sofocos y funciona en aproximadamente un 85% de las personas. Sin embargo, ha estado asociado en pocos casos con un aumento del PSA que disminuyó con la interrupción de Megace y por ende se debe utilizar con precaución. Otro químico, el acetato de ciproterona, ha sido utilizado para tratar sofocos pero está asociado con efectos secundarios cardíacos, es costoso y no está aprobado para uso por la FDA. La hormona Provera, administrada por vía oral o intramuscular ha sido efectiva en tratar sofocos, pero también puede tener efectos secundarios cardiovasculares. El antidepresivo venlafaxina (Effexor), acetato de medroxiprogesterona (Gestoral; una progestina) y acetato de ciproterona también han demostrado que disminuyen el número y la intensidad de sofocos en un ensayo de más de 3000 hombres que recibieron terapia hormonal para el cáncer de próstata avanzado. Los parches de clonidina han sido útiles en la disminución de la incidencia y la gravedad de los sofocos con menopausia natural o inducida quirúrgicamente (histerectomía y extracción de los ovarios) pero no parecen ser efectivos para los hombres. Consumir una porción diaria de soja además de 800 IU de vitamina E ha demostrado que disminuye el número y la gravedad de sofocos a un 50%. Debería consumir esta cantidad de vitamina E sin consultar a su médico en primer lugar. Finalmente, se ha demostrado que la gabapentina, un fármaco anticonvulsivo y los antidepresivos como la venlaxafina son útiles en el tratamiento de los sofocos. Limitar el consumo de cafeína y evitar el ejercicio extenuante y temperaturas muy calientes también son útiles para controlar los sofocos.

77. ¿Qué son el cáncer de próstata resistente a la castración (CPRC) y el cáncer de próstata metastásico resistente a la castración (mCPRC), y cómo se los trata?

Cáncer de próstata resistente a la castración (CRPC) es un término utilizado para aplicar al cáncer de próstata que está creciendo a pesar de la TDA como se demostró con el aumento del PSA, con o sin evidencia de enfermedad metastásica. Si hay enfermedad metastásica (es decir, se disemina a los ganglios linfáticos y/o huesos) entonces se denomina **cáncer de próstata metastásico resistente a la castración (mCRPC).**

Se cree que CRPC se desarrolla con los cambios en las células del cáncer de próstata que permiten que crezcan a pesar de los bajos niveles de testosterona. El receptor androgénico, el área en las células del cáncer de próstata donde se unen los andrógenos (testosterona y dihidrotestosterona),

Cáncer de próstata resistente a la castración (CRPC)

Cáncer de próstata que es resistente a la terapia hormonal y nivel de testosterona (< 20 ng/dL) resultante bajo.

Cáncer de próstata metastásico resistente a la castración (mCRPC)

Cáncer de próstata que continúa progresando a pesar de la TDA y los niveles de castración de la testosterona y que se ha diseminado a sitios fuera de la próstata, comúnmente a los ganglios linfáticos y a los huesos.

es muy importante en el crecimiento de las células del cáncer de próstata. Como las células del cáncer de próstata se vuelven resistentes a la castración se producen muchos cambios con el receptor androgénico y en general.

1. Se produce un aumento en el número de receptores androgénicos, lo que facilita la unión a más testosterona.

2. Se puede producir un cambio en el receptor androgénico que permite que otros químicos se unan a él o que permite que funcione mejor (se magnifique) cuando la testosterona se une a él.

3. Se pueden producir cambios en el receptor androgénico en su funcionamiento.

4. Las células del cáncer de próstata pueden desarrollar la capacidad de producir su propia testosterona.

5. Las formas antiguas de los receptores androgénicos pueden actuar realmente para estimular el receptor androgénico, en lugar de bloquearlo, con el paso del tiempo.

6. Las células del cáncer de próstata pueden desarrollar nuevas formas de crecimiento que no incluyen al receptor androgénico.

En términos clínicos, CRPC es la progresión del cáncer de próstata en pacientes con niveles de castración de testosterona (< 20 a 50 ng/ml). Para poner esto en perspectiva, los niveles de testosterona en un rango medio a normal en personas jóvenes, hombres saludables son de 400 a 700 ng/ml, mientras que los niveles de testosterona normales en hombres mayores son levemente más bajos. Esta progresión podría ser el resultado de un aumento en los niveles del PSA (progresión del PSA) que refleja el crecimiento de las células cancerígenas o metástasis (la diseminación de células cancerígenas a áreas en el cuerpo fuera de la glándula prostática, comúnmente ganglios linfáticos y huesos (ver Figura 5).

Los Grupos de Trabajo para Ensayos Clínicos sobre cáncer de próstata (PCWG2, por sus siglas en inglés) define CRPC no metastásico asintomático como un aumento en el nivel del PSA en más de 2 ng/ml y un 25% más alto que el nadir del PSA (el nivel más bajo de PSA que el paciente tuvo durante el tratamiento). Esto debe ser confirmado por un segundo PSA al menos 3 semanas después, en ausencia de enfermedad metastásica.

La definición de CRPC de la Asociación Europea de Urología (EAU, por sus siglas en inglés) indica que se debe producir lo siguiente:

1. El paciente debe tener un nivel de testosterona de < 50 ng/ml.

2. Deben producirse 3 aumentos consecutivos en los niveles del PSA, con 1 semana de diferencia, lo que resulta en dos aumentos del 50% sobre el nadir.

3. El paciente debe haber recibido una terapia hormonal combinada (agonista/antagonista de GnRH + anti-andrógeno (bloqueador del receptor androgénico) y debe haber interrumpido la recepción del anti-androgénico (bloqueador del receptor androgénico) durante 4 a 6 semanas (dependiendo de qué anti-andrógeno se utilizó) con un PSA en aumento de allí en adelante.

4. Debe haber evidencia de progresión de la metástasis ósea o del desarrollo de 2 o más lesiones nuevas, metástasis ósea o metástasis al ganglio linfático de la menos 2 cm en diámetro en tamaño.

La Asociación Americana de Urología (AUA, por sus siglas en inglés) recomienda la observación con continuación del agonista/antagonista de GnRH en hombres con CRPC asintomático. Cuando se desarrolla mCRPC, hay una variedad de opciones disponibles para el tratamiento

Estado clínico

Intento por cuantificar el estado general de los pacientes con cáncer y las actividades de su vida diaria.

(**Figura 17, Tabla 10**). Las indicaciones para uso de diferentes terapias pueden variar dependiendo de la gravedad de los síntomas, **el estado clínico** y las terapias anteriores. Dado que las células del cáncer de próstata permanecen sensibles a las hormonas en la mayoría de las personas, la terapia de deprivación androgénica (TDA) (agonista/antagonista de LHRH) continúa mientras que incorporan otras terapias. Se han desarrollado varias terapias nuevas, muchas de las cuales se pueden utilizar cuando fracasa una terapia anterior. Cada una de estas terapias ha demostrado mejorar la calidad de vida y prolongan la supervivencia por varios meses. Desafortunadamente, a la fecha ninguna de estas terapias han curado el cáncer de próstata pero se continúa investigando con la esperanza de desarrollar una terapia que sí lo haga.

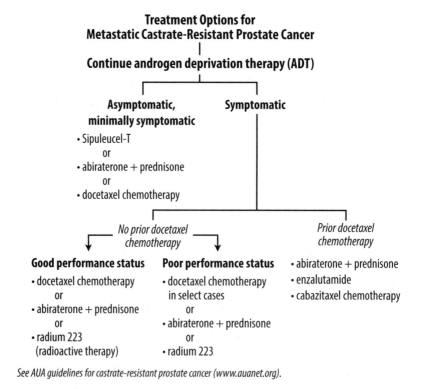

See AUA guidelines for castrate-resistant prostate cancer (www.auanet.org).

Figura 17 Opciones de tratamiento para el cáncer de próstata metastásico resistente a la castración.

78. ¿Qué es la inmunoterapia/ vacunoterapia para el cáncer de próstata?

La vacunoterapia incluye la inyección de un químico, un antígeno en un individuo. El antígeno estimula al cuerpo de un individuo a producir células que combaten el antígeno y que al hacerlo, matan células cancerígenas. Se han investigado varias vacunas diferentes. Sipuleucel-T es la única que está actualmente aprobada por la FDA.

Provenge (Sipuleucel-T) es una vacuna aprobada por la FDA para mCRPC para hombres que son asintomáticos o mínimamente sintomáticos. Provenge se desarrolla a partir de la sangre de uno. Se extrae una muestra de sangre y se envía a un laboratorio especializado donde se procesa para extraer algunas células llamadas células presentadoras de antígenos (CPA). Posteriormente las células se "activan" cuando se cultivan con una proteína, fosfatasa ácida prostática-GMCSF, que consiste de **fosfatasa ácida prostática (PAP, por sus siglas en inglés)** un antígeno expresado en el tejido del cáncer de próstata unido a un **factor estimulante de la colonia de granulocitos y macrófagos (GMCSF, por sus siglas en inglés)** que "activa las células inmunes. La mezcla se inyecta posteriormente en su sangre durante una hora. Este proceso se repite 3 veces durante aproximadamente 3 semanas.

Los estudios han demostrado que las personas con mCRPC tratadas con inmunoterapia con provenge vivieron 4 meses más que los pacientes con mCRPC que recibieron placebo en un ensayo.

Ácido prostático fosfatasa (PAP, por sus siglas en inglés)

Antígeno producido por células del cáncer de próstata.

Factor estimulante de la colonia de granulocitos y macrófagos (GMCSF, por sus siglas en inglés)

Proteína secretada por varias células que estimula el crecimiento y el desarrollo de varias células.

Taxano(s)

Fármaco para quimioterapia derivado de plantas del género Taxus que previene el crecimiento celular mediante la inhibición de estructuras celulares especiales, denominadas microtúbulos, las cuales participan de la división celular.

Prednisona

Fármaco sintético (artificial) similar a la corticosterona.

Alopecia

Pérdida parcial o completa del cabello de partes del cuerpo donde normalmente crece (calvicie).

Neuropatía sensorial

Daño a los nervios del sistema nervioso periférico que puede ocasionar sensaciones anormales, como hormigueo o sensación de pinchazos.

Estomatitis

Inflamación de las membranas bucales.

Trombo citopenia

Disminución de la cantidad de plaquetas en sangre.

Tabla 10 Opciones de tratamiento para el cáncer de próstata metastásico resistente a la castración

Terapia e indicación aprobada	Dosis	Efecto en supervivencia general	Otros efectos	Efectos secundarios
Quimioterapia de primera línea: taxano (docetaxel) *Indicación: CRPC y mCRPC*	Intravenosa durante 60 minutos cada 3 semanas más **prednisona.**	19,2 meses en comparación con 16,3 con una forma anterior de quimioterapia.	Reducción del dolor, tasas de la respuesta del nivel del PSA más altas, y mejor calidad de vida que la forma anterior de quimioterapia.	*Contraindicación:* hipersensibilidad previa al taxano o polisorbato, conteo de neutrófilos < 1,500 células/mm^3. *Precaución:* puede afectar la conducción cardíaca y ocasionalmente, requiere la colocación de un marcapasos, uso con precaución y uso concomitante de medicamentos que afectan las enzimas CYP2C8 y CYP3A4, reacciones de hipersensibilidad pueden ocurrir como resultado de la falta de aire, tensión arterial baja, angioedema y urticaria, puede causar toxicidad hepática, retención de líquido y muerte tóxica. *Efectos secundarios:* neutropenia, fatiga, **alopecia**, náuseas/vómitos, diarrea, cambios en las uñas, **neuropatía sensorial**, cambios en el gusto, **estomatitis**, pruebas de la función hepática anormal
Quimioterapia de segunda línea: taxano (cabazitaxel) *Indicación: mCRPC refractario al taxano de primera línea*	Intravenosa durante 60 minutos cada 3 semanas más prednisona.	15,1 meses en comparación con 12,7 con una forma anterior de quimioterapia.	Supervivencia libre de progresión significativamente mejor, disminución del tumor y disminución del nivel de PSA.	*Contraindicación:* hipersensibilidad previa al taxano o polisorbato, conteo de neutrófilos < 1,500 células/mm^3. *Precaución:* puede afectar la conducción cardíaca y ocasionalmente, requiere la colocación de un marcapasos, uso con precaución y uso concomitante de medicamentos que afectan las enzimas CYP2C8 y CYP3A4, reacciones de hipersensibilidad pueden ocurrir como resultado de la falta de aire, tensión arterial baja, angioedema y urticaria, puede causar toxicidad hepática, retención de líquido y muerte tóxica. Precaución respecto del uso en pacientes con bilirrubina alta. *Efectos secundarios:* neutropenia, fatiga, alopecia, náuseas/vómitos, diarrea, cambios en las uñas, neuropatía sensorial, cambios en el gusto, estomatitis, pruebas de función hepática anormal, **trombocitopenia**

Terapia e indicación aprobada	Dosis	Efecto en supervivencia general	Otros efectos	Efectos secundarios
Inmunoterapia/ vacunoterapia: sipuleucel-T (Provenge) *Indicación: mCRPC asintomático o mínimamente sintomático*	Cada ciclo incluye la extracción de sangre, el cultivo y activación de células inmunes especializadas y reinfusión. Un curso completo son 3 ciclos, cada uno de ellos separado por 2 semanas.	3,7 a 4,5 meses para inmunoterapia en comparación con placebo.	El tiempo de progresión del cáncer fue de 0,2 semanas a 2,6 semanas más largo con inmunoterapia que con placebo. No hubo diferencia significativa en la reducción del PSA en al menos un 50% entre inmunoterapia y placebo.	Los efectos secundarios más comunes incluyen escalofrío, fiebre, fatiga, náuseas, dolor de las articulaciones y dolor de cabeza, que suelen ocurrir durante los primeros días del tratamiento.
Inhibidor de CYP17: abiraterona (Zytiga) (inhibidor de la producción androgénica por los testículos, glándulas suprarrenales y células del cáncer de próstata) *Indicación: mCRPC*	Cuatro comprimidos de 250 mg por vía oral una vez por día, en un estómago vacío, más prednisona 5 mg por vía oral dos veces por día	15,8 meses en comparación con 11,2 meses para placebo en pacientes que han recibido una quimioterapia de primera línea anterior; en pacientes con mCRPC que no recibieron quimioterapia anterior, 35,3 meses en comparación con 30,1 meses con placebo.	Se notó supervivencia libre de progresión radiográfica significativa con inhibidor de CYP17 en comparación con placebo. La tasa de respuesta del PSA fue de un 38% con el inhibidor de CYP17 en comparación con el 1,0% con placebo y la supervivencia libre de progresión fue de 5,6 meses con CYP17 frente a los 3,6 meses con placebo. Se utilizó una quimioterapia demorada significativa y opiáceo demorado significativo	*Precaución:* Utilizar con precaución en pacientes con enfermedad cardiaca; supervisar signos y síntomas de insuficiencia suprarrenal; puede necesitar aumentar la dosis de prednisona durante situaciones estresantes; puede causar hipertensión e **hipopotasemia;** supervisar la función renal para verificar signos de toxicidad hepática; no debería ser utilizado en pacientes con deterioro hepático grave, puede verse afectado con el uso concomitante de otros medicamentos que afectan las enzimas CYP3A4 y CYP2D6. *Efectos secundarios:* fatiga, inflamación o molestia de las articulaciones, edema, sofocos, diarrea, vómitos, tos, falta de aire, infección del tracto urinario, hematomas, hipertensión, hipopotasemia, alto nivel de azúcar en sangre, colesterol alto, análisis de la función hepática anormal, hipopotasemia, molestia muscular

(continúa)

Astenia

Debilidad física anormal o falta de energía.

Infección de las vías respiratorias superiores

Infección aguda que incluye nariz, senos nasales y garganta.

Parestesia

Sensación anormal, típicamente hormigueo o pinchazos que podría producirse por daño del nervio.

Tabla 10 Opciones de tratamiento para el cáncer de próstata metastásico resistente a la castración (continuación)

Terapia e indicación aprobada	Dosis	Efecto en supervivencia general	Otros efectos	Efectos secundarios
Inhibidor del receptor androgénico: enzalutamida (XTANDI) *Indicación: mCRPC con ensayo previo de quimioterapia de primera línea*	Cuatro cápsulas de 40 mg (160 mg) una vez por día, con o sin alimento.	18,4 meses en comparación con 13,6 meses con placebo en pacientes con mCRPC después de quimioterapia de primera línea.	Mayor porcentaje de pacientes con disminución del PSA del 50% o más, mejor reducción en metástasis de tejido blando, mejor calidad de vida con un inhibidor del receptor androgénico en comparación con placebo en pacientes con mCRPC después de la quimioterapia de primera línea. Plazo hasta la progresión del PSA 8,3 meses frente a 3,0 meses con placebo. Plazo hasta el primer evento adverso esquelético relacionado 16,7 mees en comparación con 13,3 meses con placebo en pacientes con mCRPC con quimioterapia de ensayo de primera línea.	*Precaución:* puede verse afectado por el uso concomitante de medicamentos que afectan las enzimas CYP2C8, CYP2C9, CYP3A4, CYP2C9 y CYP2C19. No ha sido estudiado en pacientes con antecedentes de convulsiones *Efectos secundarios:* **astenia,** fatiga, dolor de espalda, diarrea, artralgia, sofocos, edema de las extremidades inferiores, dolor muscular, dolor de cabeza, **infecciones de las vías respiratorias superiores e inferiores,** debilidad muscular, mareos, insomnio, compresión de la médula espinal, sangre en orina, **parestesia,** ansiedad, tensión arterial alta, convulsiones
Terapia con radionucleidos RAD 222 (Xofigo) mCRPC sintomático con metástasis ósea sin metástasis visceral	50KBq por kg/peso corporal administrados en intervalos de 4 semanas con 6 inyecciones	14,9 meses para radionucleidos en comparación con 11,3 meses para placebo.	Plazo hasta el primer evento esquelético sintomático significativamente mayor con terapia con radionucleidos, 15,6 meses en comparación con 9,8 meses para placebo Reduce el dolor.	*Precaución:* la terapia puede causar una supresión significativa de la médula ósea; medir conteo sanguíneo antes de iniciar la terapia y antes de cada tratamiento. *Efectos secundarios:* náuseas, diarrea, vómitos, edema periférico, anemia, conteo bajo de glóbulos blancos, conteo bajo de plaquetas

Para obtener información completa sobre un fármaco en particular, remitirse a la información de prescripción proporcionada por el fabricante.

79. ¿Existen terapias que bloquean la producción de testosterona de las glándulas suprarrenales así como de los testículos?

Abiraterona (Zytiga) es un **inhibidor de CYP17** (Tabla 10). **CYP17** es una enzima que se encuentra en las glándulas suprarrenales y en los testículos que es necesaria para la producción de testosterona y otros químicos en el cuerpo. Se administra abiraterona junto con un esteroide, prednisona, para el tratamiento de mCRPC y funciona bloqueando la producción de testosterona en las glándulas suprarrenales y en los testículos. La dosis recomendada es de 1000 mg (cuatro comprimidos de 250 mg) que se administra oralmente una vez por día en combinación con prednisona 5 mg dos veces por día, en un estómago vacío (sin alimento 2 horas antes o 1 hora después de la dosis). Los efectos secundarios más comunes de la abiraterona son: inflamación de las articulaciones o molestia, bajo potasio (**hipopotasemia**), dolores musculares, infección del tracto urinario, tos, hipertensión (tensión arterial alta), arritmia (ritmo cardíaco irregular), polaquiuria, nicturia, dispepsia, e infección de la vías respiratorias superiores (URI, por sus siglas en inglés). Algunos de los efectos secundarios están relacionados con la acumulación de mineralocorticoides, que causan retención de líquido. Pacientes que toman abiraterona tienen riesgo de sufrir insuficiencia renal (falta de producción de otros químicos importantes por las glándulas suprarrenales) y por lo tanto se debe tomar prednisona junto con abiraterona.

En un ensayo clínico comparado con placebo, Zytiga prolongó la vida en un promedio de aproximadamente 4 meses.

Inhibidor de CYP17

Inhibidor de la enzima CYP17 en los testículos y en las glándulas suprarrenales, necesario para la producción de testosterona.

CYP17

Enzima en la glándula suprarrenal y los testículos necesaria para la producción de testosterona y otros químicos.

Hipopotasemia

Nivel bajo de potasio en el torrente sanguíneo.

153

80. ¿Se utiliza quimioterapia para tratar cáncer de próstata? ¿Cuáles son los efectos secundarios?

La quimioterapia consiste en el uso de fármacos poderosos para matar células cancerígenas o interferir con su crecimiento. Se ha demostrado que varios fármacos diferentes mejoran los síntomas y las células aunque ningún fármaco ha demostrado que cura el cáncer de próstata. Los ensayos clínicos en curso siguen buscando nuevos fármacos para quimioterapia y combinaciones de fármacos con la esperanza de encontrar opciones más efectivas y menos tóxicas. Se han probado varios fármacos en el tratamiento de mCRPC que incluyen estramustina, vinblastina y mitoxantrona así como un grupo de fármacos denominados taxanos. Actualmente, los taxanos, docetaxel y más recientemente, cabazitaxel son los fármacos de quimioterapia más comúnmente utilizados como quimioterapia de primera y segunda línea para mCRPC (Tabla 10).

Los taxanos son fármacos que derivan del género Taxus. Afectan el crecimiento de las células del cáncer de próstata afectando sus microtúbulos y evitando que las células se dividan. Se ha demostrado que mejoran la supervivencia en hombres con mCRPC. Docetaxel es el primer fármaco de quimioterapia de primera línea. Se ha demostrado que mejora la supervivencia y la calidad de vida, así como brindan un mejor control del dolor en hombres con mCRPC a otra quimioterapia, mitoxantrona. Otro taxano, cabazitaxel (Jetvana) ha sido aprobado por la FDA para tratar mCRPC en hombres que fallaron con docetaxel. En un ensayo de Fase III de 755 pacientes, se utilizó cabazitaxel como una quimioterapia de segunda línea y mejoró la supervivencia en un 28% en comparación con la quimioterapia con mitoxantrona. Los hombres que recibieron cabazitaxel tuvieron una supervivencia media de 15,1 meses en comparación con los 12,7 meses en hombres que recibieron mitoxantrona.

Los efectos secundarios de los taxanos incluyen: retención de líquido, piel seca; uñas gruesas, decoloradas; aumento de peso; y menor producción de glóbulos rojos. Docetaxel se administra por vía intravenosa, en general en combinación con un esteroide, prednisona, que ayuda a minimizar algunos de los efectos secundarios.

81. El receptor androgénico es muy importante en el crecimiento del cáncer de próstata; ¿existen nuevas terapias que afectan al receptor androgénico?

Se han utilizado bloqueadores del receptor androgénico (anti-andrógenos) por algún tiempo en hombres con PSA en aumento o una terapia con agonista/antagonista de GnRH como parte de una terapia androgénica máxima o combinada. Esta terapia combinada ha demostrado ser efectiva en la ralentización del crecimiento del cáncer de próstata y aumenta la supervivencia general en aproximadamente un 3% a un 5% en cinco años en comparación con la monoterapia con un agonista/antagonista de GnRH. Sin embargo, las células del cáncer de próstata desarrollan, eventualmente, la capacidad de crecer a pesar de la terapia de combinación. En el desarrollo de CRPC, parece haber varios cambios que se producen con el receptor androgénico. En primer lugar, hay un aumento en el número de receptores androgénicos, que mejoran la capacidad de las células cancerígenas de unir cualquier testosterona presente. En segundo lugar, el receptor androgénico parece desarrollar la capacidad de unir testosterona más estrechamente, aumentando la posibilidad de que el complejo de testosterona-receptor androgénico se mueva al centro de la célula, el núcleo y estimule la producción de químicos esenciales para el crecimiento de las células del cáncer de próstata. Además, los cambios en la estructura del receptor androgénico pueden derivar en formas más antiguas de los bloqueadores del receptor androgénico (anti-andrógenos) que actúan como estimulantes. Se cree que esta combinación de un mayor número de receptores androgénicos, una unión más estrecha del andrógeno (testosterona/dihidrotestosterona) al receptor androgénico y un mejor movimiento del complejo del receptor andrógeno-andrógeno en el núcleo de la célula del cáncer de próstata, resulta en una disminución de 10.000 veces la cantidad de testosterona necesaria para el crecimiento de la célula del cáncer de próstata.

Enzalutamida (Xtandi) es un nuevo bloqueador del receptor androgénico aprobado por la FDA (Tabla 10). Difieren de las formas más antiguas de bloqueadores del receptor androgénico (anti-andrógenos) dado que se une más estrechamente con el receptor androgénico, evitando la unión de testosterona/dihidrotestosterona. También previene el movimiento de este complejo al núcleo de la célula y evita que el complejo interactúe con el ADN en el núcleo, evitando la producción de químicos necesarios para el crecimiento celular. Por lo tanto, este nuevo bloqueador del receptor androgénico previene el crecimiento de las células del cáncer de próstata mediante 3 mecanismos en vez de uno. Además, no actúa como un estimulante con el paso del tiempo, a diferencia de las formas más antiguas de los bloqueadores del receptor androgénico. Actualmente, la enzalutamida está aprobada para el tratamiento de mCRPC en pacientes para quienes la quimioterapia no es efectiva. Se ha demostrado que prolonga la supervivencia en aproximadamente 4,8 meses en comparación con placebo en estos pacientes.

La dosis de enzalutamida es cuatro cápsulas de 40 mg (160 mg) una vez por día, con o sin alimento. Los efectos secundarios de la enzalutamida incluyen: astenia, fatiga, dolor de espalda, diarrea, artralgia, sofocos, dolor muscular, dolores de cabeza, debilidad muscular, mareos, raramente convulsiones y otros efectos secundarios relacionados con la progresión del enfermedad del cáncer de próstata.

82. ¿Qué es la terapia genética para el cáncer de próstata? ¿Hay otras terapias en investigación?

Las células prostáticas se vuelven malignas por los cambios genéticos en las células. El objetivo de la terapia genética es colocar genes en las células cancerígenas que haría que las células cancerígenas vuelvan a su estado normal o que haría que las células mueran. Varios centros alrededor de los Estados Unidos realizan ensayos clínicos utilizando la terapia genética: Johns Hopkins University School of Medicine, UCLA Medical Center, Duke University Medical Center, University of Michigan School of Medicine, Dana Farber Cancer Institute, Baylor College of Medicine, Mt. Sinai School of Medicine, Vanderbilt University Medical Center y MD Anderson Cancer Center.

83. ¿Qué son la espera en observación y la observación activa?

La espera en observación es la decisión de no tratar el cáncer de próstata al momento del diagnóstico y no tiene como objetivo curar uno del cáncer de próstata, pero instituir un tratamiento paliativo para la progresión local o metastásica de la enfermedad si eso se produce. Se basa en la premisa que algunos pacientes no se beneficiarán del tratamiento definitivo para el cáncer de próstata primario. En lugar de tratar el cáncer, los médicos supervisan el valor del PSA en varios intervalos para evaluar si está aumentando y a qué tasa (la velocidad del PSA). Lo ideal es que el paciente y el médico identifiquen un punto en que se instituiría la terapia

La espera en observación es apta idealmente para pacientes con afecciones médicas potencialmente letales y pacientes mayores con puntuaciones de Gleason bajas.

157

(por ejemplo, un valor de PSA de un cierto número o la presencia de dolor óseo) y el paciente es controlado sin terapia hasta que cambia de parecer o se ha alcanzado ese punto. La espera en observación difiere de la observación activa en que con la observación activa se hace un seguimiento más estrecho del paciente y la intención es intervenir mientras el cáncer de próstata es aún tratado definitivamente.

La espera en observación es apta idealmente para pacientes con afecciones médicas potencialmente letales y pacientes mayores con puntuaciones de Gleason bajas. En estas personas, es menos probable que el cáncer de próstata ocasione su muerte. Los hombres más jóvenes (72 años de edad), hombres saludables y aquellos con una puntuación de Gleason más alta tienen más posibilidad de vivir más tiempo para tener síntomas y progresión de la enfermedad durante su vida y están más adaptados a un tratamiento definitivo si el cáncer es identificado tempranamente en una etapa inferior.

Se han diseñado dos ensayos clínicos importantes en curso para comparar la espera en observación con la prostatectomía radical en hombres con cáncer de próstata clínicamente localizado. El ensayo en los Estados Unidos es cáncer de próstata intervención versus observación juicio (PIVOT, por sus siglas en inglés). También hay un estudio que compara la espera en observación con la radioterapia para cáncer de próstata clínicamente localizado (RIVOT, por sus siglas en inglés). Si está interesado en participar de este estudio, el departamento de oncología radiológica en su hospital debería dirigirlo a un centro de participación.

Las ventajas de la espera en observación

Morbilidad
Resultados no saludables y complicaciones que resultan del tratamiento.

1. **La morbilidad**, significa los resultados no saludables y las complicaciones del tratamiento activo (p.ej., incontinencia, disfunción eréctil)

es significativa, especialmente en hombres más jóvenes.

2. El riesgo de progresión del cáncer con un tumor de grado bajo, etapa inferior es bajo (entre un 10% y un 25%) en diez años.

3. En pocas ocasiones, la enfermedad de grado bajo y etapa inferior avanza en cinco años. La idea de la observación activa es que algunos de los pacientes, no todos, puedan beneficiarse del tratamiento de su cáncer de próstata primario. El objetivo de la observación activa es brindar tratamiento a aquellos hombres cuyos cáncer de próstata localizados posiblemente crezcan y se diseminen y reducir el riesgo de complicaciones relacionados con el tratamiento para hombres con cáncer de próstata que tiene menos probabilidad de crecer y diseminarse. No existe un programa de observación activa definido, pero podría incluir exploraciones rectales periódicas y PSA y/o biopsias prostáticas repetidas para evaluar el aumento en el grado y/o volumen tumorales.

Las desventajas de la espera en observación

1. Respecto de hombres con enfermedad metastásica que sobreviven más de diez años, el 63% muere de cáncer de próstata.

2. En pacientes más jóvenes con enfermedad inicialmente confinada que se someten a espera en observación, existe un riesgo mayor de desarrollar una enfermedad incurable y morir a causa de ella.

La observación activa es diferente a la espera en observación. Se basa en la premisa que algunos de los pacientes, no todos, puedan beneficiarse del tratamiento de su cáncer. La observación activa incluye la supervisión activa del desarrollo de la enfermedad con la expectativa de intervenir con el objetivo de curar si el cáncer progresa. Tiene dos objetivos: (1) brindar un tratamiento definitivo para hombres con cáncer de próstata que posiblemente progrese, y (2) disminuir el riesgo de complicaciones relacionadas con el tratamiento para hombres con cáncer de próstata que probablemente no progrese.

Los candidatos para la observación activa son aquellas personas con tumores de riesgo menor (es decir, puntuación de Gleason baja, PSA bajo y etapa clínica baja). Además, la observación activa es adecuada para hombres con una expectativa de vida más corta. La observación activa es adecuada para hombres con cáncer de próstata de riesgo muy bajo cuando la expectativa de vida es < 20 años o en hombres con cáncer de próstata de bajo riesgo cuando la expectativa de vida es de < 10 años. Algunos hombres con una expectativa de vida más larga pueden ser considerados para la observación activa si tuvieron áreas muy pequeñas de cáncer en su biopsia o si rechazaron otras alternativas. Sin embargo, si hay evidencia de progresión tumoral mientras el paciente tiene una expectativa de vida razonable, se puede indicar un tratamiento definitivo.

Los lineamientos de la Red Nacional Integral de Cáncer (NCCN, por sus siglas en inglés) recomiendan que el seguimiento de la observación activa incluya:

1. PSA con una frecuencia de 3 meses, pero al menos cada 6 meses.

2. ERD con una frecuencia de 6 meses, pero al menos cada 12 meses.

3. La biopsia por punción de la próstata debería repetirse dentro de los 6 meses del diagnóstico si la biopsia inicial < 10 punciones o evaluación discordantes (es decir, tumor contralateral palpable en el lateral de la biopsia).

4. Se debería considerar repetir la biopsia si el examen prostático cambia o aumenta el PSA, pero se debe dar cuenta que ninguno es un indicador confiable para identificar la progresión del cáncer prostático.

5. Se puede realizar la biopsia por punción dentro de los 18 meses si se trata de una biopsia inicial $\geq$ 10 punciones y con una frecuencia de 12 meses. Repetir biopsias no indicadas si > 75 años de edad o cuando la expectativa de vida es de < 10 años.

6. Se debería considerar repetir la biopsia prostática con una frecuencia de un año para evaluar la progresión de la enfermedad.

7. El tiempo de duplicación del PSA parece no ser confiable para identificar la enfermedad progresiva, la cual permanece curable. Se produce progresión si en la biopsia repetida, la puntuación de Gleason es de 4 o 5 y/o se descubre en números mayores de biopsias u ocupa una extensión mayor de biopsias prostáticas.

La desventaja de la observación activa incluye poner en riesgo la oportunidad de cura, la preservación del nervio es más difícil y se realizan visitas frecuentes al consultorio, análisis de laboratorio y biopsias.

84. ¿Existen terapias radioactivas para tratar el cáncer de próstata que, además de tratar la metástasis ósea dolorosa, ayudan a reducir mi cáncer de próstata?

Para pacientes con dolor óseo significativo y metástasis óseas más extendidas, los tratamientos intravenosos con radionucleidos que están dirigidos a las metástasis óseas pueden ser útiles. La FDA ha aprobado varios

Radio 223

Radioisótopo administrado por vía intravenosa para el tratamiento de la metástasis ósea.

Medicina alternativa

El tratamiento utilizado en lugar de tratamientos aceptados.

Acupuntura

Terapia china que incluye el uso de agujas finas que se insertan en ubicaciones específicas de la piel.

Las terapias alternativas más comúnmente utilizadas son acupuntura, biorretroalimentación, quiropráctica, curación a través de la fe, medicina herbaria, homeopatía, hipnosis, imaginería, masajes, técnicas de relajación, y vitaminas y minerales.

agentes (ver Pregunta 90). Más recientemente, la FDA ha aprobado Radio 223 para hombres con metástasis óseas sintomáticas, con metástasis viscerales desconocidas (Tabla 10). Se administra por vía intravenosa cada 4 semanas. **Radio 223** ha demostrado que demora los eventos adversos esqueléticos y aumenta la supervivencia general (3,6 meses) así como también disminuye el dolor, junto con un riesgo menor de una caída en los glóbulos blancos y conteos plaquetarios en comparación con terapias previamente utilizadas y por ende, está aprobado como terapia para el tratamiento de mCRPC sintomático. Se recomienda la supervisión del conteo de glóbulos blancos durante la terapia. Otros efectos secundarios incluyen diarrea, náuseas y vómitos.

85. ¿Qué terapias alternativas están disponibles para tratar cáncer de próstata?

En los Estados Unidos se utiliza comúnmente la medicina alternativa, o tratamiento que es diferente a las terapias aceptadas, donde se realizan más visitas a los proveedores de salud alternativos que a los proveedores de cuidados primarios.

Las terapias alternativas más comúnmente utilizadas son acupuntura, biorretroalimentación, quiropráctica, curación a través de la fe, medicina herbaria, homeopatía, hipnosis, imaginería, masajes, técnicas de relajación y vitaminas y minerales.

La acupuntura se basa en la creencia que vías de energía fluyen a través del cuerpo que son fundamentales para la salud y que los cambios en este flujo pueden ocasionar una enfermedad. Un acupunturista utiliza agujas para redirigir o corregir el flujo inadecuado de energía. En una base más científica, parece que la colocación de la aguja en una ubicación particular causa la liberación de químicos de los nervios que puede alterar la percepción de dolor o causa la liberación de otros químicos que pueden afectar la percepción de dolor y también pueden mejorar la cicatrización. Los Institutos Nacionales de Salud han aprobado el uso de acupuntura para aliviar el dolor postoperatorio y el tratamiento de náuseas asociados con la quimioterapia. Su uso en el cáncer de próstata en etapa avanzada tiene posibles ventajas y desventajas:

Ventajas

- Puede ayudar a aliviar el dolor relacionado con el cáncer.
- Puede ayudar a aliviar las náuseas inducidas por quimioterapia.
- Puede afectar la **respuesta inmunitaria** (la respuesta de órganos, tejidos, glóbulos rojos y sustancias que combaten infecciones, cáncer o sustancias extrañas) al cáncer.
- Tiende a promover más autocontrol y la participación del paciente en su tratamiento.
- Puede tener cobertura de alguna empresa de cuidado de la salud y aseguradora.
- Los efectos secundarios son mínimos si el acupunturista está bien entrenado.

Desventajas

- Hay pocos estudios disponibles en comparación con un **placebo** (un medicamento falso o tratamiento que no tiene efecto en el cuerpo) con acupuntura.
- No hay estudios específicos disponibles respecto del uso de acupuntura en el cáncer de próstata avanzado.
- El paciente necesita evaluar si el acupunturista está bien entrenado dado que no hay requisitos de capacitación específicos en la mayoría de los estados.

Respuesta inmunitaria

Respuesta de órganos, tejidos, glóbulos rojos y sustancias que combaten infecciones, cáncer o sustancias extrañas.

Placebo

Medicamento falso ("píldora inocua") o tratamiento que no tiene efecto en el cuerpo y suele utilizarse en estudios experimentales para determinar si el medicamento/tratamiento experimental tiene algún efecto.

163

- Si el acupunturista no tiene experiencia, existe riesgo de infección y lesión.

Si está interesado en la acupuntura como una terapia para las náuseas, consulte a su médico; él/ella le podría darle una lista de los médicos especializados en el área. De lo contrario, la Academia Americana de Acupuntura Médica (AAMA, por sus siglas en inglés) mantiene una lista de médicos acreditados a nivel nacional, tiene conocimiento de las leyes que regulan la práctica en su estado y tiene información acerca de cómo se debería utilizar la acupuntura. La información de contacto de la AAMA se puede encontrar en el Anexo.

Terapias alimenticias

El licopeno es un carotenoide que se encuentra en los tomates y es un poderoso antioxidante. Puede disminuir el riesgo de padecer cáncer de próstata. Varios estudios pequeños han sugerido una función para el suplemento de licopeno en hombres con cáncer de próstata; sin embargo, se necesitan otros estudios para determinar si es o no verdaderamente efectivo.

Los productos derivados de la soja tienen un alto contenido de isoflavonas, las cuales han probado ser útiles en la prevención del crecimiento de células cancerígenas. Se están estudiando los efectos del suplemento de soja en la prevención del cáncer de próstata y en hombres con cáncer de próstata.

Remedios herbarios

Es importante notar que los remedios herbarios a veces tienen interacciones con otros medicamentos o tratamientos, por lo tanto, nunca debería comenzar a tomarlos sin consultar primero con su médico. La FDA no supervisa preparaciones herbarias para verificar su pureza, por lo tanto, debe ser cuidadoso cuando las compra; verifique la información en la etiqueta, e investigue las reputaciones de las marcas antes de elegir una.

86. ¿Cuándo me puedo considerar curado del cáncer de próstata?

El cáncer de próstata, al igual que todos los cáncer, no "se atiene a las reglas". No alcanza áreas fuera de la próstata en una línea recta de forma tal que si no hay cáncer presente en el borde de la próstata, entonces no existe cáncer fuera de la próstata. Las células cancerígenas pueden permanecer en la pelvis, llegar al torrente sanguíneo, o estar presentes en los huesos y no crecer lo suficientemente rápido para notarse durante varios años. En el sentido más estricto, un cáncer se considera "curado" cuando no hay pruebas de cáncer durante diez años después del tratamiento Esto parece un tiempo terriblemente largo y ciertamente, usted no necesita contener la respiración y poner su vida en riesgo durante este tiempo; la prueba de PSA a lo largo del camino lo ayudará a asegurarle que todo está bien. La prueba de PSA es la forma más sensible de detectar una recurrencia del cáncer de próstata y lo detecta antes que las tomografías computarizadas u otros tipos de radiografías. Con la prostatectomía radical, el PSA disminuye a un nivel indetectable en la mayoría de las personas porque el productor de PSA, la próstata, ha sido extraída. Rara vez las glándulas pequeñas en la uretra pueden producir cantidades muy pequeñas de PSA, las cuales representan un nivel de PSA que está levemente por encima del nivel indetectable pero que no aumenta con el tiempo. Con la radioterapia, tanto las semillas intersticiales como EBRT, la próstata no se extrae y por lo tanto el PSA no disminuye a un rango indetectable. Sin embargo el PSA caerá reflejando la muerte de las células cancerígenas y la pérdida de producción de PSA. Debería caer a $\leq 0,5$ ng/dL y permanecer en ese nivel de ahí en adelante.

La biopsia prostática no se utiliza rutinariamente para confirmar que el tratamiento ha sido efectivo después de la terapia intersticial de semillas o EBRT dado que se producen cambios en las células después de la radioterapia que dificultan la interpretación de la biopsia. El PSA es más útil en esta situación.

PARTE SEIS

Complicacio- nes del tratamiento

¿Existen algunos indicadores de recurrencia del cáncer de próstata luego de la terapia "curativa"?

¿Qué sucede si se eleva el PSA luego de la radioterapia o de una prostatectomía radical?

Mi médico ha recomendado que participe de un ensayo clínico. ¿Qué es un ensayo clínico?

Más . . .

87. ¿Existen algunos indicadores de recurrencia del cáncer de próstata luego de la terapia "curativa"?

Cuando una persona se somete a una prostatectomía radical, los márgenes quirúrgicos, el grado de Gleason y el PSA pre y postoperatorio, resultan buenos indicadores de la probabilidad de recurrencia. Cuanto más altos sean el grado de Gleason de la biopsia de próstata preoperatorio (7 y más) y el PSA (> 20 ng/mL), más alta será la probabilidad de progresión de cáncer de próstata luego de la cirugía. Para pacientes que padecen cáncer de próstata que se encuentra patológicamente confinado a la misma, la probabilidad de permanecer libre de cáncer de próstata determinada por el nivel de PSA, es del > 90% Un grado de Gleason de la muestra prostática de 8 o más, se encuentra asociado con un riesgo aumentado de progresión de cáncer de próstata. Un investigador de la Stanford University observó el porcentaje de cáncer de grado alto en la muestra prostática y halló que, cuanto más alto sea el porcentaje del grado de Gleason 4 o 5 en el tumor, más alto será el riesgo de un PSA postoperatorio en aumento. El grado de Gleason y el PSA inicial también son predictores del éxito de la radioterapia de haz externo (EBRT, por sus siglas en inglés) y de la terapia intersticial de semillas. Varios factores clínicos resultan útiles para predecir el lugar de la recurrencia luego de una prostatectomía radical (**Tabla 11**).

Tabla 11 Factores clínicos útiles para predecir el sitio anatómico de recurrencia luego de una prostatectomía radical

Factor clínico	Sitio de recurrencia	
	Local	Distante
Tiempo de recurrencia del PSA	> 2 años	< 2 años
Tiempo de duplicación del PSA (Trap)	> 12 meses	< 6 meses
Velocidad del PSA (Partin)	≤ 0.75 ng/mL/año	> 0.75 ng/mL/año
Estado patológico	Penetración capsular o márgenes quirúrgicos positivos	Afectación de las vesículas seminales o de los ganglios linfáticos
Grado patológico	Grado de Gleason < 7	Grado de Gleason ≥ 7

Reimpreso de *Urol Clin N Am*, Vol. 25, No. 4, Ornstein DK et al, Evaluation and management of the man who has failed primary curative therapy for prostate cancer, págs. 591–601, Copyright 1998, con permiso de Elsevier.

88. ¿Qué sucede si se eleva el PSA luego de la radioterapia o de una prostatectomía radical?

Luego de una prostatectomía radical, su PSA debiera disminuir hasta un nivel indetectable (generalmente < 0,02) por aproximadamente 4 semanas. Sin embargo, un PSA detectable luego de este período, no indica que exista un cáncer de próstata recurrente clínicamente significativo. Algunos pacientes con un PSA detectable luego de la prostatectomía radical no presentan progresión de su cáncer de próstata, ya que el nivel de PSA es resultado de la presencia de tejido prostático benigno en los márgenes de la resección (una cantidad muy pequeña de tejido prostático benigno que queda luego de la cirugía), o de un foco residual de cáncer de próstata inactivo en un sitio local o distante. La definición de recurrencia bioquímica (evidencia de cáncer de próstata recurrente basada solamente en pruebas de PSA) varía desde un PSA de 0,2 ng/mL a 0,4 ng/mL luego de la prostatectomía radical. En gran cantidad de pacientes, una recurrencia bioquímica de 0,2 ng/mL se encuentra asociada con una lenta evolución progresiva.

Su médico observará una serie de factores para determinar si el PSA en aumento se debe a tejido benigno que quedó en el momento de la cirugía, a un cáncer de próstata localmente recurrente que es susceptible de ser tratado con radioterapia, o a un cáncer de próstata metastásico que requerirá terapia hormonal. Algunos investigadores han observado varios criterios que pueden ayudar a distinguir la recurrencia local de metástasis distantes en pacientes con un PSA en aumento luego de una prostatectomía radical. Un grado de Gleason de 8 a 10, la invasión de vesículas seminales, ganglios linfáticos positivos y una velocidad del PSA rápida (tasa de cambio en el PSA) y un intervalo corto sin presencia de la enfermedad luego de la prostatectomía radical, se encuentran asociados con una mayor posibilidad de padecer enfermedad metastásica. Su médico puede también ordenar una gammagrafía ósea (ver pregunta 43), una exploración ProstaScint (ver pregunta 45) o una TC del abdomen/pelvis.

En general, cerca del 35% de los hombres sometidos a una prostatectomía radical, tendrán un PSA sérico detectable dentro de los 10 años posteriores a la cirugía. El riesgo de desarrollar enfermedad metastásica luego de una recurrencia bioquímica se corresponde con los grados patológicos de Gleason. Los hombres con tumores con un grado de Gleason < 8, tienen una posibilidad del 73% de permanecer sin progresión de la enfermedad en los 5 años posteriores a una recurrencia bioquímica, comparados con una probabilidad de < 10% en hombres con tumores de grado alto (grado de Gleason 8 a 10). El período de tiempo posterior a la cirugía antes de que aparezca una recurrencia bioquímica, resultó importante para determinar el riesgo de una eventual falla distante para los hombres con grados de Gleason bajos (5 a 7) y altos (8 a 10). Utilizando un valor de corte de 10 meses, el tiempo de duplicación del antígeno prostático específico (PSADT, por sus siglas en inglés), brinda una subestadificación mejorada para los hombres con grados de Gleason < 8. Los hombres que sufren un aumento rápido del PSA (tiempo de duplicación del PSA más corto), se encuentran en mayor riesgo de padecer enfermedad metastásica.

Existen varias opciones, entre ellas la espera en observación, la EBRT y la terapia hormonal.

Espera en observación

En un estudio, se utilizó la espera en observación en hombres con un PSA en aumento luego de una prostatectomía radical. Se les realizó un seguimiento hasta que presentaron evidencias de metástasis. Cerca de 8 años después de la prostatectomía radical, estos hombres desarrollaron metástasis y en otros 5 años adicionales, fallecieron a causa del cáncer de próstata. En general, cuando se utiliza la espera en observación para la progresión del PSA luego de una prostatectomía radical, se verifica el PSA cada 3 a 6 meses para determinar cuán rápidamente está aumentando el mismo (velocidad del PSA). Si el **tiempo de duplicación**, el tiempo que le toma duplicarse al nivel de PSA, es largo (un año o más), entonces el tumor está creciendo lentamente. Si el tiempo de duplicación es corto (cada tres meses), entonces el tumor está creciendo rápidamente y puede que el paciente pueda beneficiarse de un tratamiento temprano, en vez de continuar con la espera en observación.

Tiempo de duplicación

La cantidad de tiempo que le lleva duplicarse al nivel de PSA.

Radioterapia de rescate

En hombres con un PSA en aumento luego de una prostatectomía radical, en los cuales la enfermedad parece ser localmente recurrente antes que metastásica, la radioterapia de rescate representa una buena opción. El consenso de la Sociedad Americana de Oncología Radioterápica

(ASTRO, por sus siglas en inglés), llegó a la conclusión de que el valor de PSA adecuado para la aplicación de la radioterapia de rescate parece ser de 1,5 ng/mL. Otros, han demostrado resultados mejorados utilizando un umbral de PSA de 0,6. El grado de Gleason de 8 a 10, el nivel de PSA antes de la radioterapia de > 2,0, el margen quirúrgico negativo, el tiempo de duplicación del PSA de 10 meses o menos y la invasión de las vesículas seminales, resultan predictores significativos de la progresión de la enfermedad, a pesar de la radioterapia de rescate. De manera inversa, un margen quirúrgico positivo sugiere una mayor probabilidad de que la recurrencia se deba a una enfermedad pélvica residual, por lo que un paciente con antecedentes de margen positivo que se desarrolla y un PSA en aumento, probablemente se pueda ver beneficiado con la radioterapia de rescate.

Terapia hormonal

La terapia hormonal tiende a utilizarse más comúnmente en hombres con cáncer recurrente en los que se cree que la recurrencia se encuentra por fuera de la zona pélvica. Aunque la terapia hormonal puede retrasar la progresión del cáncer de próstata, su acción sobre la supervivencia en esta situación no resulta bien conocida. Los hombres con tumores de grado alto (puntuación de Gleason > 7) o con presencia de cáncer en las vesículas seminales o en los ganglios linfáticos al momento de la prostatectomía radical y en quienes aumenta el PSA dentro de los dos años posteriores a la misma, muy probablemente tengan enfermedad distante y son candidatos para la terapia hormonal o para la espera en observación.

Tratamiento del PSA en aumento luego de una EBRT

Históricamente, se creía que tres aumentos consecutivos del PSA luego de alcanzar el nadir del PSA, eran indicativos de una recurrencia bioquímica luego de la EBRT. Sin embargo, en 2005, se llevó a cabo un encuentro de grupo de consenso, que llegó a la conclusión de que un valor de PSA de 2 ng/mL mayor al nadir absoluto, representaba la mejor definición revisada de fracaso luego de una radioterapia de haz externo única. En individuos con recurrencia química luego de la EBRT, las opciones de tratamiento incluyen la prostatectomía de rescate, la crioterapia de rescate, la terapia hormonal y la espera en observación. La decisión respecto de cuál es el tratamiento más adecuado, se basa en la probabilidad de que el cáncer se encuentre confinado a la próstata.

Prostatectomía de rescate luego de la EBRT

El paciente ideal para una prostatectomía radical de rescate luego de una EBRT, es aquél que se cree que inicialmente ha tenido una enfermedad confinada a la próstata y cuya enfermedad aún se cree que se encuentra confinada a un órgano. Los individuos de este grupo incluyen a aquellos con un grado de Gleason ≤ 6, un nivel bajo de PSA antes del tratamiento (< 10 ng/mL), y un tumor de etapa clínica baja (T1c o T2a). Al momento de la prostatectomía de rescate, todavía deben tener un grado de Gleason favorable, una etapa clínica baja e, idealmente, un PSA que sea < 4 ng/mL. La prostatectomía de rescate es un procedimiento muy delicado y, de estar considerando esta opción, usted debe buscar un urólogo con experiencia en su ejecución, ya que existe un riesgo aumentado de padecer incontinencia urinaria, disfunción eréctil y lesión rectal a raíz del mismo. En raras ocasiones, a causa de una cicatrización extensa, es necesario remover la vejiga además de la próstata, haciendo necesaria una desviación urinaria. Una desviación urinaria es un procedimiento que hace que la orina se desvíe hacia un segmento del intestino al que se puede transformar en una unidad de almacenamiento similar a una vejiga, o que permite que la orina salga a través de una abertura realizada en el abdomen, hacia una bolsa, similar a lo que es una colostomía.

Crioterapia de rescate

Uno de los usos principales de la crioterapia es para pacientes con un PSA en aumento luego de una EBRT. Los pacientes que no han respondido localmente a la EBRT, aproximadamente un 40% de los pacientes que luego se someten a una crioterapia de rescate, tendrán un nivel indetectable de PSA luego de la misma, y un 78% tendrá resultados de biopsia de próstata negativos. Pareciera que una caída del PSA hasta ≤ 0,5 ng/mL luego de la crioterapia, se encuentra asociada con un buen pronóstico. En los hombres con niveles de PSA luego de la crioterapia > 0,5 ng/mL, existe una mayor posibilidad de que el PSA aumente, o de que el resultado de la biopsia de próstata resulte positivo.

Terapia hormonal y espera en observación

La utilización de estas dos opciones en pacientes con un PSA en aumento luego de una EBRT es similar a su uso en aquellos con un PSA en aumento luego de una prostatectomía radical.

Tratamiento del PSA en aumento luego de la terapia intersticial de semillas

Las opciones de tratamiento para un PSA en aumento luego de una terapia intersticial de semillas incluyen la prostatectomía de rescate, la EBRT, la espera en observación y la terapia hormonal. Es importante recordar que luego de la terapia intersticial de semillas, puede haber un aumento benigno del nivel de PSA, el cual no se debe malinterpretar como indicativo de recurrencia del cáncer de próstata. Tanto en la terapia de semillas como en la radioterapia, para que un PSA en aumento resulte indicativo de cáncer de próstata recurrente/persistente, el mismo debe aumentar secuencialmente en tres ocasiones separadas por al menos dos semanas entre sí. Las opciones de tratamiento dependen de la posibilidad de que la enfermedad se encuentre confinada a la próstata. La prostatectomía de rescate ante una terapia de semillas fallida conlleva los mismos riesgos que existen con las EBRT fallidas. La capacidad de utilizar una EBRT depende de la cantidad de radiación que se haya aplicado en el momento de las semillas intersticiales y de la probabilidad de que la enfermedad se encuentre confinada a la próstata.

89. Mi médico ha recomendado que participe de un ensayo clínico. ¿Qué es un ensayo clínico?

Un **ensayo clínico** es un experimento cuidadosamente planificado, diseñado para evaluar la utilización de un tratamiento o medicamento cuyo uso no ha sido probado. Mediante la utilización de los ensayos clínicos, los investigadores evalúan nuevas ideas para tratamientos de diversas enfermedades. Existen tres tipos diferentes de ensayos clínicos, cada uno con objetivos diferentes. En general, cuando se está presentando un nuevo medicamento o tratamiento, se lo evalúa con un proceso ordenado a través de cada uno de estos ensayos.

Ensayo clínico
Un experimento cuidadosamente planificado para evaluar un tratamiento o medicamento (generalmente, un nuevo fármaco) para un uso no probado.

Los ensayos de *Fase I* son estudios preliminares de corta duración, que se realizan solamente en pocos pacientes. Estos estudios se utilizan para ver si el medicamento o tratamiento tiene algún efecto o algún efecto secundario serio. Los ensayos de *Fase II* se realizan en una cantidad mayor de pacientes y están diseñados para determinar la dosis más activa del tratamiento, así como también sus efectos secundarios. Los estudios de *Fase III* se hacen en grandes cantidades de pacientes y comparan el nuevo tratamiento con los tratamientos estándar actuales o los mejores que se encuentren disponibles.

90. ¿Qué opciones de tratamiento tengo disponibles si presento cáncer en los huesos?

Cuando el cáncer de próstata produce metástasis, tiende a desplazarse hacia los ganglios linfáticos pélvicos en primer lugar y luego hacia los huesos. Las metástasis en hueso puede ser silenciosa, lo que significa que no causa ningún dolor, o puede ser sintomática, ocasionando dolor o conduciendo a una fractura. Las metástasis en hueso generalmente se identifican con una gammagrafía ósea y también pueden observarse en una radiografía común.

Existen muchas formas para tratar el dolor óseo. Su médico probablemente probará en primer lugar los tratamientos más simples y aquellos asociados con los últimos efectos secundarios, y luego procederá según sea necesario. Los antiinflamatorios no esteroideos tales como el ibuprofeno, generalmente se usan como tratamiento de primera línea. Si no se puede controlar el dolor con estos, se agregan entonces narcóticos como el Tylenol con codeína y otras formulaciones de codeína. Para pacientes con una metástasis en hueso localizada que genera una incomodidad persistente, la radioterapia de haz externo (EBRT, por sus siglas en inglés) puede usarse sobre el hueso. La EBRT no se utiliza en hombres con múltiples metástasis en hueso que sean sintomáticas. La EBRT brinda un alivio del dolor en el 80 al 90% de los pacientes y dicho alivio puede durar algún tiempo. Generalmente, la dosis total de radiación se aplica a lo largo de una o dos semanas. Los efectos secundarios de la EBRT localizada varían según la zona que esté siendo irradiada. El tratamiento de metástasis en el cráneo puede ocasionar pérdida del cabello y descamación y enrojecimiento del cuero cabelludo. El tratamiento de metástasis en la espina cervical (huesos del cuello) puede ocasionar incomodidad al tragar y ronquera. Si se trata la espina media, pueden presentarse vómitos y náuseas. El tratamiento de metástasis en el hueso pélvico puede ocasionar diarrea. Los efectos secundarios del tratamiento generalmente desaparecen con el tiempo.

Cuando existen múltiples metástasis de hueso dolorosas, se puede utilizar radiación hemicorporal. Como este tratamiento afecta a un área mayor del cuerpo, conlleva más efectos secundarios, entre ellos baja de la presión arterial (hipotensión), náuseas, vómitos, diarrea, irritación pulmonar, pérdida de cabello y disminución del conteo sanguíneo. La radiación **hemicorporal** también se administra a lo largo de varias semanas de tratamiento. Puede lograr un control del dolor que dure hasta un año para hasta el 70% de los individuos.

Hemicuerpo
Mitad del cuerpo.

Otra forma de tratamiento de metástasis múltiples en hueso es el tratamiento con radioisótopos. Con este tipo de tratamiento, se acopla un radioisótopo a un químico que es captado en forma activa por los huesos y se los inyecta por una vena. El hueso capta el químico etiquetado radiactivamente, que "irradia" la zona. Históricamente el estroncio 89 y el samario 153 eran los isótopos más comúnmente utilizados. Su uso mejoraba el dolor óseo en el 80 al 86% de los individuos, aunque también se lo asociaba con la baja en el conteo de glóbulos blancos, lo que limitaba la posibilidad de volver a realizar el tratamiento. Tampoco parecían tener un efecto significativo sobre la supervivencia. Se ha aprobado el uso de un radioisótopo nuevo, el radio 223 (Xotigo), que ocasiona menos efectos sobre el conteo de glóbulos blancos. Se ha demostrado que no solo mejora el dolor, sino que también aumenta la supervivencia en algunos meses. Está aprobado para hombres que padecen cáncer de próstata metastásico resistente a la castración (mCPRC) sin metástasis en vísceras (ver pregunta 84).

Otras terapias incluyen al bifosfonato, al ácido zoledrónico (Zometa) y al **inhibidor del ligando RANK** denosumab (Prolia, Xgeva), que se utilizan en hombres con metástasis nuevas en hueso, para disminuir el riesgo de sucesos adversos relacionados con el esqueleto (fracturas óseas).

El ácido zoledrónico se administra en una infusión intravenosa que tarda unos 15 minutos y se aplica cada 3 a 4 semanas. Necesitará que se verifiquen sus funciones renales antes de cada administración. Se le recomienda que continúe con sus suplementos de calcio y vitamina D, además de la infusión. Sus efectos secundarios incluyen náuseas, fatiga, anemia, dolor óseo, estreñimiento, fiebre, vómitos y falta de aliento. Un efecto secundario menos común del ácido zoledrónico y otros bifosfonatos es la **osteonecrosis mandibular (ONM)**. La ONM es un efecto secundario poco común, pero muy grave de los bifosfonatos. Puede aparecer luego de una cirugía odontológica, como cuando se extrae una pieza dentaria. Un signo de la ONM es la cicatrización deficiente de una zona del hueso que queda expuesta luego de la cirugía. Puede haber dolor o no, hinchazón, infección o drenaje que estén asociados con la ONM. El tratamiento varía según su gravedad. Puede que se necesite remover un hueso enfermo y todas las infecciones asociadas deben tratarse. Enjuagarse la boca con enjuagues bucales antibacteriales ayuda a prevenir infecciones y debe interrumpirse el tratamiento con el **bifosfonato**. Parece haber alguna mejoría de la ONM al menos a los 6 meses después de la interrupción del tratamiento con el bifosfonato.

inhibidor del ligando-RANK

Un químico que une e impide que funcione el ligando RANK.

Osteonecrosis mandibular

Una enfermedad grave del hueso que afecta los huesos de la quijada, maxilar y mandibular. Puede surgir asociada con el uso de bifosfonato y de inhibidor del ligando RANK.

Bifosfonato

Un tipo de medicamento que se utiliza para tratar la osteoporosis y el dolor óseo causado por algunos tipos de cáncer.

A causa de estas complicaciones potenciales, se recomienda que el paciente mantenga una buena higiene bucal y que se someta a un examen dental de odontología preventiva, antes de comenzar el tratamiento con bifosfonatos. También debe comunicarle a su dentista antes de comenzar el uso del bifosfonato, de manera que se pueda realizar cualquier procedimiento odontológico necesario antes de que comience dicho tratamiento. De manera ideal, debe evitar cualquier procedimiento odontológico invasivo mientras está bajo tratamiento con bifosfonatos. De necesitar un procedimiento de este tipo, no resulta claro si la interrupción del bifosfonato disminuye el riesgo de ONM.

El denosumab es un inhibidor del ligando RANK. Nuestros huesos están siendo remodelados permanentemente. El tejido óseo viejo se remueve y se reemplaza con tejido nuevo. Las células que descomponen el hueso se llaman **osteoclastos**. El cuerpo (hueso) no produce osteoclastos, más bien, estos se desarrollan a partir de células precursoras llamadas "preosteoclastos". Estos "preosteoclastos" se ven estimulados para convertirse en osteoclastos, por el acoplamiento de una molécula especial, la citoquina ligando RANK, una zona especializada de la célula, al receptor de ligando RANK. El denosumab es un anticuerpo que se acopla al receptor del ligando RANK, previniendo así que el "preosteoclasto" se convierta en un osteoclasto. El denosumab se administra mediante una inyección intramuscular, una vez cada 4 semanas. Al estar asociado con una disminución del nivel de calcio, es importante recibir calcio y vitamina D cuando se está recibiendo este fármaco. Comparado con el placebo, el denosumab se encuentra asociado con una menor incidencia de fracturas óseas en hombres con metástasis en hueso: 1,5% comparada con el 3,9% del placebo. Los efectos secundarios más comunes incluyen la disminución del nivel de calcio, infección del tracto urinario, infección de las vías aéreas inferiores (p. ej.,

Osteoclasto

Una célula especializada que degrada hueso.

infección pulmonar), cataratas, estreñimiento, erupción cutánea, eczema y dolor articular. Aunque no se trata de un bifosfonato, el uso del denosumab puede aumentar el riesgo de padecer ONM y, por lo tanto, deben seguirse las mismas recomendaciones.

Al comparárselo con el ácido zoledrónico, el denosumab de 120 mg (Xgeva) ha demostrado retrasar el momento del primer suceso esquelético relacionado con este y reducir significativamente este primer suceso y los subsiguientes, en hombres con cáncer de próstata y metástasis en hueso.

91. ¿Qué es la disfunción eréctil (ED, por sus siglas en inglés) y qué sucede si experimento ED luego del tratamiento para el cáncer de próstata?

Comentario de Cliff:

Cuando me dijeron que habría dos riesgos principales a largo plazo de la cirugía, la pérdida del control urinario y la disfunción eréctil, recuerdo haber pensado que podría vivir con la impotencia, pero que, por favor, Dios, no me diera incontinencia urinaria. Bueno, me sometieron a una prostatectomía con preservación del nervio y aunque no puedo tener erecciones espontáneas, me alegra que la "pequeña píldora azul",- Viagra, funcione. Podrían preguntarme "¿Te brinda la misma potencia y resistencia que tenías hace algunos años?". Y yo pregunto: "Alguno de ustedes, que ya han cumplido los 60, ¿tiene la misma potencia y resistencia que tenían hace algunos años?" Estoy muy complacido con el tratamiento oral y me ha solucionado los problemas de erección.

La disfunción eréctil es la incapacidad constante de lograr la rigidez del pene necesaria para la penetración, o la duración adecuada de dicha rigidez como para poder completar el acto sexual. Aproximadamente el 50% de los hombres de 40 a 70 años de edad experimentan disfunción eréctil. Para lograr una erección adecuada, se deben tener nervios, arterias y venas que funcionen adecuadamente. Cuando usted se ve estimulado o excitado, su cerebro libera químicos que le indican a los nervios de la pelvis que liberen otros químicos que, a su vez, le indican a las arterias del pene que se abran y así aumenten el flujo sanguíneo hacia dentro del pene. Al mismo tiempo en el que la sangre ingresa al pene, las venas del mismo se cierran, de manera que la sangre pueda permanecer dentro del pene, haciendo que se ponga rígido y que dicha rigidez sea duradera. Cualquier cosa que pueda afectar al cerebro, los nervios, las arterias o las venas, puede ocasionar problemas de erección. Las causas más comunes de la disfunción eréctil son accidentes cerebrovasculares, daños a la médula espinal, enfermedad de Parkinson, altos niveles de colesterol, enfermedad coronaria, circulación deficiente en las piernas, tensión arterial alta y medicamentos que se utilizan para el tratamiento de esta última, depresión y medicamentos que se utilizan en su tratamiento, diabetes, cirugías como la prostatectomía radical y de cáncer colorrectal, radiación pélvica y terapia hormonal para el cáncer de próstata.

Al buscar un tratamiento para el cáncer de próstata, muchos hombres se preocupan por los efectos secundarios del mismo sobre la función eréctil. Básicamente, todas las opciones de tratamiento conllevan un riesgo de padecer disfunción eréctil; sin embargo, varían en cuán pronto sucede esta disfunción luego del tratamiento y cuán probable es que esta suceda. Si usted ya está padeciendo problemas con las erecciones, ninguno de los tratamientos del cáncer de próstata podrá mejorarlas. La incidencia de disfunción eréctil asociada con la prostatectomía radical varía según la edad del paciente, la función eréctil antes de la cirugía, el estado de preservación de los nervios y la capacidad técnica del cirujano para realizar una prostatectomía radical con preservación del nervio. La incidencia de disfunción eréctil luego de una prostatectomía radical con preservación del nervio varía desde el 16 al 82%. Cuando la ocasiona una prostatectomía radical, la disfunción eréctil es inmediata y está relacionada con el daño de los nervios pélvicos, ubicados a lo largo del borde exterior de la próstata. Los hombres que han sido sometidos a prostatectomías radicales con preservación del nervio y padecen impotencia luego de la cirugía, pueden experimentar una recuperación de su función eréctil dentro de los siguientes 12 meses.

La incidencia de disfunción eréctil luego de una EBRT va desde el 32 al 67% y es ocasionada por el daño a las arterias relacionado con la radiación. A diferencia de lo que pasa con la cirugía, la disfunción eréctil sucede un año o más después de la radiación. La incidencia de la disfunción eréctil es del 15 al 31% durante el primer año posterior a la EBRT y del 40 al 62% a los cinco años luego de la EBRT.

La incidencia de disfunción eréctil luego de una terapia intersticial de semillas con o sin EBRT de dosis media varía del 6 al 50%. Similar a lo que sucede con la EBRT, la disfunción eréctil tiende a suceder más tarde que con la prostatectomía radical.

La terapia hormonal con los agonistas de GnRH o con orquiectomía también ocasiona disfunción eréctil, así como también pérdida de interés en el sexo (libido) en la mayoría de los hombres. Esta pérdida de libido se relaciona con la pérdida de testosterona, pero la razón por la cual la pérdida de testosterona ocasiona problemas de erección no se conoce bien.

Prótesis peneana
Un dispositivo que se coloca quirúrgicamente en el pene y que le permite a un individuo impotente lograr una erección .

Hay varios tratamientos disponibles para la disfunción eréctil, entre ellos, tratamientos orales, intrauretrales y con inyecciones; la bomba de vacío y la **prótesis peneana**, un dispositivo que se coloca quirúrgicamente en el pene y le permite lograr erecciones a un individuo impotente (**Tabla 12**). Los tratamientos orales disponibles en la actualidad incluyen al Viagra (sildenafil), al Cialis (tadalafil) y al Levitra (vardenafil). Todos funcionan de manera similar para aumentar el flujo sanguíneo hacia el pene durante la estimulación sexual. Las terapias de inyecciones incluyen la prostaglandina E1 (caverjet, edex) y el tri-mix, una combinación de papaverina, fentolamina y prostaglandina E1. Los tratamientos con inyecciones no precisan de estimulación sexual para resultar efectivos. Se está evaluando el injerto de nervio, en el cual se remueve un nervio de otra zona del cuerpo y se lo cose en el sitio donde se encontraba el nervio pélvico removido.

En el tratamiento de la disfunción eréctil luego de una prostatectomía radical, la efectividad del Viagra y otros medicamentos similares (Levitra, Cialis) cambia según el estado de preservación del nervio:

Preservación bilateral del nervio: 71% de tasa de éxito

Preservación unilateral del nervio: 50% de tasa de éxito

Sin preservación del nervio: 15% de tasa de éxito

La mayoría de los hombres que padecen disfunción eréctil luego de una prostatectomía radical necesitan 100 mg de Viagra para lograr una erección. En hombres con disfunción eréctil asociada con la EBRT, el Viagra funciona en un 71%. Finalmente, en hombres que padecen disfunción eréctil asociada con la terapia intersticial de semillas, el Viagra tiene una tasa de éxito de aproximadamente un 80%. Existen actualmente tres píldoras disponibles para la disfunción eréctil: Viagra, Levitra y Cialis. Todas ellas necesitan la estimulación sexual, la estimulación erótica y nervios pélvicos que funcionen para resultar efectivas. Previene la descomposición de químicos liberados por los nervios pélvicos; así, hay mayor cantidad de químicos

Tabla 12 Opciones de tratamiento para la disfunción eréctil

Prescripción	Administración	Dosificación	Tasa de éxitos	Contraindicaciones	Efectos secundarios	Mecanismos de acción
Sildenafil	Oral: tomar cuando se lo requiera 0,5 a 1,5 horas antes del acto sexual. Necesita de estimulación.	25, 50, 100 mg, dosis menor si > 65 años de edad, se usan inhibidores de proteasa más nuevos, eritromicina, ketoconazol con insuficiencia renal/ hepática; 78% de los pacientes prefieren 100 mg. Usar solo una vez cada 24 hr.	48 al 81%; varía según la etiología de la disfunción eréctil.	Uso concomitante de nitrato, retinitis pigmentosa. Al utilizar en forma concomitante con alfa bloqueadores, el paciente debe estar con dosis estables de los mismos antes de comenzar con el Viagra; se comienza con 25 mg. Seguir los lineamientos de Princeton para el uso en pacientes CV.	Cefalea en 16%, eritema en 10%, dispepsia en 7%, trastornos visuales en 3%, priapismo poco común. Se ha informado de neuropatía óptica isquémica anterior no arterítica (NOIA-NA) en individuos que toman inhibidores PDE5, pero no se ha identificado una relación causal. Los factores de riesgo de NOIA-NA son similares a los de la ED, tales como edad >50 años, hipertensión, colesterol aumentado y diabetes mellitus. Otro factor de riesgo es un índice bajo de asimetría papilar. Se debe aconsejar a los pacientes que busquen atención médica en el caso de una pérdida repentina de visión en uno o en ambos ojos. También se ha informado de pérdida de la audición en pacientes que toman inhibidores PDE5. Al igual que con la NOIA-NA, no se ha establecido una relación causal.	El inhibidor de fosfodiesterasa tipo V conduce a un aumento del GMPc, que estimula la relajación de los músculos de los cuerpos cavernosos.

Prescripción	Administración	Dosificación	Tasa de éxitos	Contraindicaciones	Efectos secundarios	Mecanismos de acción
Cialis	Oral, tomar cuando se lo requiera, 2 horas antes del acto sexual. Necesita de estimulación.	Existe una dosis diaria disponible. 5 mg, 10 mg, 20 mg. La dosis inicial recomendada para la mayoría de los pacientes es de 10 mg. Comenzar con 5 mg si existe una insuficiencia renal moderada, disminuir la dosis si se toman inhibidores del CYP3A4. El Cialis tiene una vida media de 17 a 21 horas, lo que puede brindar una eficacia de hasta 36 horas, sin embargo puede tomarse una vez cada 24 hr. Dosis de 2,5 mg una vez por día recientemente aprobada.	62 al 77% éxito para la penetración (SEP 2) y 50 al 64% éxito para mantener la erección (SEP 3).	Nitratos, retinitis pigmentosa; si se usan alfa bloqueadores, se debe tener un tratamiento estable de los mismos y comenzar con la dosis más baja de Cialis. Seguir los lineamientos de Princeton para su utilización en pacientes CV.	Cefalea 11 al 15%, dispepsia 4 al 10%, mialgia 1 al 3%, dolor de espalda 3 al 6%, eritema 2 al 3% NOIA-NA, ver efectos secundarios del Sildenafil. Pérdida de la audición, ver efectos secundarios del Sildenafil.	El inhibidor de fosfodiesterasa tipo V conduce a un aumento del GMPc, que estimula la relajación de los músculos de los cuerpos cavernosos.

(continúa)

185

Tabla 12 Opciones de tratamiento para la disfunción eréctil (continuación)

Prescripción	Administración	Dosificación	Tasa de éxitos	Contraindicaciones	Efectos secundarios	Mecanismos de acción
Vardenafil	Oral, tomar cuando se lo requiera, 25 a 60 minutos antes del acto sexual. Necesita de estimulación.	2.5 mg, 5 mg, 10 mg, 20 mg. Dosis inicial recomendada para la mayoría de los pacientes es de 10 mg. Comenzar con 5 mg en pacientes ≥ 65 años, dosis menores con el uso concomitante de inhibidores de CYP3A4.	Mejoras en SEP 2 (capacidad para penetrar) de 75 al 80% (10 a 20 mg) comparado con 52% con placebo y mantenimiento de la erección SEP 3 de 64 al 65% (10 a 20 mg) comparado con 32% de placebo.	Nitratos, retinitis pigmentosa; si se usan alfa bloqueadores, se debe tener un tratamiento estable de los mismos y comenzar con la dosis más baja de Vardenafil. Seguir los lineamientos de Princeton para su utilización en pacientes cardiovasculares. Puede aumentar el intervalo Qtc, por tanto, evitar su uso en individuos con prolongación del intervalo QT congénita y en aquellos que toman antiarrítmicos.	Cefalea 15%, eritema 11%, dispepsia 4%. NOIA-NA, ver efectos secundarios del Sildenafil. Pérdida de la audición, ver efectos secundarios del Sildenafil.	El inhibidor de fosfodiesterasa tipo V conduce a un aumento del GMPc, que estimula la relajación de los músculos de los cuerpos cavernosos.
Alprostadil intrauretral	Pequeños supositorios colocados en la uretra distal con un pequeño aplicador.	125,250,500, 1000 µg. Usar solo una vez cada 24 hr.	Tasa de éxito del 30 al 66% (Nejm 1997; 336:1).	Hipersensibilidad a la PGE1, pareja encinta, predisposición al priapismo (leucemia, mieloma múltiple, anemia falciforme).	Dolor (peneano, uretral, testicular, perineal) en 33%, disminuye la tensión arterial en 3%, priapismo, irritación vaginal en 10%.	Se absorbe a través de la mucosa uretral y estimula la dilatación y flujo arteriales.
Tratamiento de inyección intracavernosa con alprostadil	Inyección directa en la sección lateral de los cuerpos cavernosos, alternando los lados con cada inyección.	5 µg a > 40 µg; la dosis depende de la etiología de la ED; dosis de prueba en 10 µg; de sospecharse enfermedad neurológica, usar dosis de prueba de 5-µg; usar solo una vez cada 48 a 72 hr.	Tasa promedio de éxito de 73% (Int J Impot Res 1994;6:149; J Urol 1988; 140:66).	Hipersensibilidad conocida al alprostadil. Pacientes en riesgo de padecer priapismo. Pacientes con riesgo aumentado: aquellos que toman anticoagulantes y que padecen enfermedad de Peyronie.	Erecciones prolongadas en 1,1 al 1,3%, fibrosis corporal en 2,7%, erección dolorosa en 15 al 30%, hematoma, equimosis en 1,5%.	El alprostadil estimula la relajación de los músculos del cuerpo cavernoso, causa la modulación del adenilato-ciclasa, aumenta el AMPc y las concentraciones libres de Ca^{2+} subsecuentes.

Prescripción	Administración	Dosificación	Tasa de éxitos	Contraindicaciones	Efectos secundarios	Mecanismos de acción
Dispositivo de constricción por vacío	Cilindro plástico y bomba operada a mano o batería, más bandas constrictoras.	N/D. Quitar la banda a los 30 minutos después de la aplicación.	Tasa de éxito del 68 al 83%	Eyaculación dolorosa: 3 al 16%, incapacidad de eyacular: 12 al 30%, petequia del pene: 25 al 39%, adormecimiento durante la erección: 5% (J Urol 1993;149:290; Spahn M, Manning M, Juenemann KP: Textbook of Erectile Dysfunction) Carson C, Kirby R, Goldstein I. Oxford: Isis Medical Media 1999. Tratamiento intracavernoso.	Usar con precaución en pacientes que toman aspirina o anticoagulantes.	La bomba de vacío genera presión negativa que impulsa la sangre hacia dentro de los cuerpos cavernosos; la banda constrictora prolonga la erección, disminuyendo el drenaje corporal venoso.
Prótesis peneana	Colocada quirúrgicamente, los modelos van desde semirrígidos a inflables.	N/D.	> 90% de satisfacción con prótesis inflables (J Urol 1993; 150:1814; 1992;147:62).	Disminuye el largo peneano en 1 cm. Infección < 10%, los diabéticos se encuentran en mayor riesgo. Mal funcionamiento mecánico 5% (Urol Clin North Am 1995;22:847). Erosión: riesgo aumentado en pacientes diabéticos y con lesiones de la médula espinal.	Necesita asesoramiento preoperatorio.	Los cilindros se colocan en los cuerpos cavernosos brindando así rigidez al pene; una vez que se colocan, existe fibrosis corporal; si se los remueve, es probable que las opciones restantes no funcionen.

Reimpreso con permiso de Ellsworth P, Rous SN, Onion DK (ed.). *Blackwell's Primary Care Essentials: Urology*. West Sussex, UK: John Wiley & Sons, Ltd., 2001.

disponibles para indicarle a las arterias del pene que se abran. Para resultar efectivas, deben tomarse ½ a 1 hora antes (2 horas para el Cialis) de la estimulación sexual. Ahora hay disponible una dosis diaria de Cialis, que no requiere que se lo tome en ningún momento específico antes del acto sexual, siempre y cuando se la tome diariamente. Al tomar Viagra, se debe evitar ingerir comidas altas en grasas cerca del momento en el que se lo va a usar, ya que esto puede hacer que el Viagra no funcione tan bien. El Levitra es muy similar al Viagra, pero no hay necesidad de evitar las comidas altas en grasas cuando se lo toma. El Cialis tiene una vida media más larga que el Viagra y el Levitra y, en algunos hombres, brinda la capacidad de lograr una erección durante uno o dos días luego de tomar este medicamento (Tabla 12).

El Viagra, el Levitra y el Cialis no son para todo el mundo y usted debe consultar con su médico antes de tomar cualquiera de estos medicamentos. Los hombres con angina de pecho inestable que usan nitroglicerina frecuentemente o a diario, no deben tomar ninguno de estos medicamentos, ni tampoco hombres con deficiencias cardíacas (insuficiencia cardíaca congestiva) u hombres con tensión arterial elevada que necesitan varios medicamentos para controlarla.

Otro fármaco que se utiliza para tratar la disfunción eréctil es el alprostadil intrauretral (Muse), una píldora pequeña que viene cargada en un aplicador (**Figura 18**). Para utilizar Muse, primero debe vaciar la uretra de orina, para lubricarla antes de insertar el aplicador. Otros lubricantes, como el gel K-Y Jelly® y Vaseline®, no pueden usarse para este propósito. El aplicador se coloca en la punta del pene y se presionan el botón pequeño y el otro extremo del mismo (**Figura 19**), lo que libera un pequeño supositorio. Un masaje suave del pene disuelve el supositorio dentro de la uretra y así se absorbe el medicamento. El efecto secundario más común del Muse es

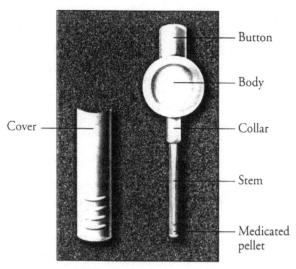

MUSE for treating erectile dysfunction.

Figura 18 Alprostadil intrauretral (Muse).
Reimpreso con permiso de Meda Pharmaceuticals, Somerset, New Jersey.

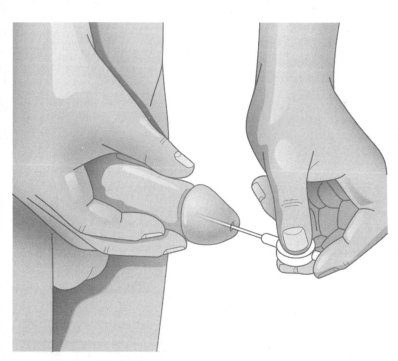

Figura 19 Inserción del Muse.
Datos de © 2002 Krames StayWell.

189

el ardor o dolor en la uretra o en el pene y los hombres sometidos a una prostatectomía radical parecen padecer una incidencia aumentada de este efecto secundario. El Muse funciona en el 20 al 40% de los hombres con disfunción eréctil posterior a una prostatectomía radical y tiene una tasa de éxito similar para la disfunción eréctil posterior a una EBRT.

La bomba de vacío se compone de varias partes: un tubo plástico cargado con una banda constrictiva y una bomba operada a mano o con baterías (**Figura 20**). El tubo plástico con la banda constrictiva se ubica sobre el pene lubricado. Luego se activa la bomba, generando una

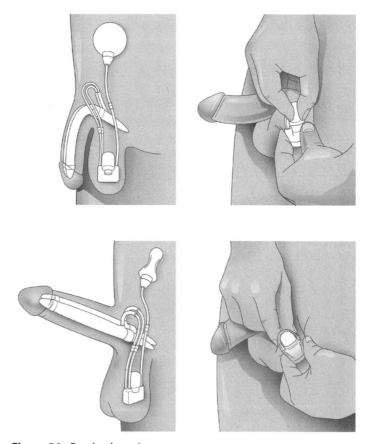

Figura 20 Bomba de vacío.
Datos de Timm Medical Technologies, Inc.

succión que hace que entre sangre al pene. Cuando el pene se encuentra rígido, se libera la banda constrictora del tubo de manera que quede posicionada alrededor de la base del pene; esta banda sirve para mantener la sangre dentro del pene. Cuando acaba el acto sexual, se retira la banda y la sangre drena hacia fuera del pene. La banda debe retirarse dentro de los 30 minutos luego de su colocación para evitar causarle daño al pene. La banda puede afectar la capacidad para eyacular, pero no afectará al orgasmo (la capacidad para llegar al clímax). En los hombres que han sido sometidos a una prostatectomía radical, no habrá fluido (eyaculación) en el momento del orgasmo. Los hombres sometidos a una EBRT o a una terapia intersticial de semillas, seguirán teniendo eyaculación, pero puede que su volumen sea menor.

El tratamiento con inyecciones suena mucho más doloroso de lo que realmente es. Requiere el uso de una aguja muy pequeña y la inyección de una pequeña cantidad de fluido en la parte lateral del pene (**Figura 21**). La forma más común de tratamiento con inyecciones es la prostaglandina E1 (Caverject o Edex).

Aproximadamente el 30% de los hombres sienten incomodidad con la prostaglandina E1; estos individuos pueden probar un tratamiento combinado, como el triple P/trimix (fentolamina, papaverina y prostaglandina), que

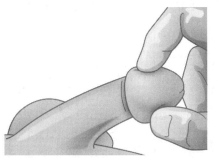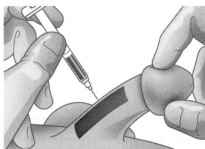

Figura 21 Terapia de inyecciones: localización adecuada de la inyección.
Datos de Pharmacia-UpJohn.

191

contiene menos cantidad de prostaglandina. El Trimix está asociado con menos dolor, pero tiende a causar más cicatrización en el pene que la prostaglandina E1 por sí sola. Estos químicos le indican a los vasos sanguíneos que se abran y aumenten el flujo sanguíneo hacia el pene. Funcionan dentro de los 10 a 20 minutos luego de la inyección y, de manera ideal, producen una erección que dura una hora aproximadamente.

El tratamiento de inyecciones funciona en más del 85% de los hombres con disfunción eréctil luego de una prostatectomía radical. Puede utilizare en hombres sometidos a prostatectomías radicales con preservación del nervio, mientras esperan la recuperación de la función nerviosa. De hecho, algunos estudios sugieren que el uso temprano del tratamiento de inyecciones luego de una prostatectomía radical puede acelerar la recuperación de la función nerviosa. El tratamiento de inyecciones también tiene mucho éxito para la disfunción eréctil posterior a una EBRT y a una colocación de semillas. Existe un pequeño riesgo (2%) de que la erección que se produce pueda durar más de 4 a 6 horas; a esta afección se la conoce como **priapismo**. De experimentar una erección que dure más de 3 a 4 horas, deberá llamar al urólogo de guardia, ya que esta afección debe ser tratada inmediatamente; de no ser así, puede ocasionar dolor o daño en el pene y la misma se vuelve más difícil de tratar. Si busca ayuda en forma temprana, todo lo que el médico debe hacer es inyectarle otro químico en el pene, que le indica a sus vasos sanguíneos que se cierren. Al aplicarse un tratamiento de inyecciones, deberá alternar los lados del pene donde se las coloca y no hacerlo cada menos de 48 a 72 horas, para impedir que se forme tejido cicatrizal.

Una prótesis peneana o implante es un dispositivo permanente que se coloca dentro del pene. Existen varios tipos diferentes de prótesis peneanas que varían en su complejidad. Existen prótesis semirrígidas y prótesis

Priapismo

Una erección que dura más de 4 a 6 horas.

inflables. La prótesis semirrígida conserva el mismo ancho en todo momento; usted deberá curvar el pene hacia arriba para tener relaciones y hacia abajo para ocultarlo. Esta es la prótesis más fácil de colocar y que conlleva el menor riesgo de disfunción mecánica, pero su resultado es el que se ve menos natural. Las prótesis inflables tienen la ventaja de verse naturales: cuando están desinfladas, el pene se encuentra flácido y cuando están infladas el pene entra en erección. Hay disponibles dos tipos de prótesis inflables: una de dos piezas y otra de tres. La unidad de dos piezas se compone de dos cilindros, uno ubicado a cada lado del pene y de una pequeña bomba ubicada dentro del escroto. Al apretar la bomba escrotal, se bombea fluido dentro de los cilindros, haciendo que se distiendan y que el pene entre en erección. La unidad de tres piezas tiene dos cilindros, una bomba escrotal y un depósito que se ubica bajo la pared abdominal, cerca de la vejiga (**Figura 22**). El depósito

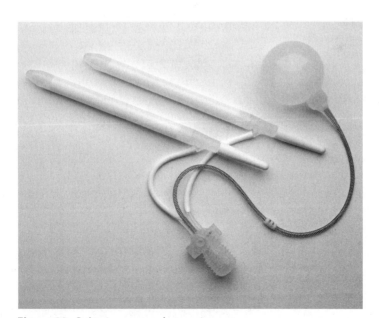

Figura 22 Prótesis peneana de tres piezas.
Cortesía de American Medical Systems, Inc., Minnetonka, Minnesota (www.visitAMS.com).

contiene una cantidad mayor de fluido, lo que otorga mayor rigidez de la que brinda la unidad de dos piezas.

Cuanto más compleja es la prótesis, mayor es el riesgo de que surjan problemas mecánicos. A lo largo de los años, estos dispositivos han sido revisados de manera tal que la tasa de funcionamiento defectuoso está cerca del 10% a los diez años. Uno de los riesgos más alarmantes de la colocación de una prótesis peneana es la infección. Aunque este riesgo es pequeño, si el dispositivo se infecta, debe retirárselo por completo y, en la mayoría de los casos, no se puede insertar otra prótesis en el mismo acto. Una vez que se ha colocado una prótesis, generalmente otros tipos de tratamiento para la disfunción eréctil no suelen funcionar, aunque, ocasionalmente, la bomba de vacío funciona en hombres a los que se les ha quitado la prótesis. Por ello, es importante intentar con los otros tratamientos para la disfunción eréctil y asegurarse de que, o no funcionan o que a usted no le resultan, antes de proceder a colocar una prótesis peneana. La tasa de satisfacción de una prótesis peneana es cercana al 90% tanto para el hombre como para su pareja.

El injerto de nervio safeno es un tratamiento experimental para la disfunción eréctil vinculada con una prostatectomía radical sin preservación del nervio. Durante una prostatectomía radical en la cual se remueven el/los haz/haces neurovascular(es), también se remueve un segmento del nervio safeno (un nervio ubicado en la pierna) y se lo cose en el lugar donde antes estaba el haz. Los resultados preliminares de esta técnica demuestran que puede mejorar la disfunción eréctil postoperatoria y que también puede dejar menos márgenes positivos ya que el cirujano puede remover más tejido alrededor de la próstata. Sin embargo, sigue siendo algo experimental.

Se está evaluando un gel tópico de prostaglandina E1. Este agente se aplicaría sobre el pene y algunos SEPA, mejoradores de penetración cutánea, permiten que la prostaglandina penetre por la piel e ingrese a los cuerpos cavernosos para mejorar el flujo sanguíneo peneano.

92. Tengo incontinencia luego del cáncer de próstata. ¿Qué puedo hacer?

La incontinencia urinaria, la pérdida incontrolada de orina, es uno de los riesgos más molestos del tratamiento del cáncer de próstata. Aunque comúnmente se encuentra más asociada a la prostatectomía radical, también puede suceder luego de una terapia intersticial de semillas, una EBRT y de la crioterapia. La incontinencia urinaria puede conducir a ansiedad, desesperanza y pérdida del autocontrol y la autoestima. El temor de sufrir derrames urinarios puede limitar las actividades sociales y la participación en el sexo. Si usted experimenta estos sentimientos, debe comentárselos a su médico y a su cónyuge o pareja.

De experimentar incontinencia urinaria persistente luego de la cirugía y la radioterapia, su médico querrá identificar el grado y tipo de incontinencia. Le harán preguntas respecto a la cantidad de apósitos que usa por día, qué actividades precipitan la incontinencia, cuán frecuentemente orina, si tiene frecuencia o urgencia, cuán potente es su caudal de orina, si siente que su vejiga se vacía bien y qué tipos y cantidad de líquidos está bebiendo. Puede que el médico lo examine para asegurarse de que está vaciando bien su vejiga. Esto se hace por lo general haciéndolo orinar y luego examinando su vejiga con una pequeña sonda de ultrasonido para determinar cuanta orina permanece dentro. Después de orinar, normalmente quedan menos de 30 cc (una cucharada) de orina.

Existen varios tipos diferentes de incontinencia urinaria y todos pueden coexistir. El tratamiento para la incontinencia urinaria varía según el tipo y los tipos que pueden hallarse en los hombres bajo tratamiento de cáncer de próstata e incluyen a la incontinencia de esfuerzo, por rebosamiento y la incontinencia imperiosa. Los hombres que han sido sometidos a una prostatectomía radical, generalmente experimentan un tipo de **incontinencia de esfuerzo** llamada "deficiencia intrínseca del esfínter". La incontinencia de esfuerzo también puede surgir luego de una terapia intersticial de semillas y es mucho más común si en el pasado se ha realizado una resección transuretral de la próstata (TURP). En los hombres, el control urinario se ejerce básicamente en el tracto de salida de la vejiga, en el músculo del esfínter interno. Este músculo permanece cerrado y solamente se abre durante la micción. Un músculo adicional, el esfínter externo, se ubica más lejos de la vejiga y es el músculo de "respaldo". El esfínter externo es el músculo que usted contrae cuando siente la urgencia de orinar y no tiene un baño cerca. Durante una prostatectomía radical, a menudo se daña el esfínter interno con la remoción de la próstata ya que se encuentra justo en la parte superior de esta. La continencia depende entonces de la capacidad de cerrarse del resto de la uretra (**coaptar**) y del esfínter externo.

La **incontinencia imperiosa** es la pérdida involuntaria de orina, vinculada con la urgencia para orinar y se la relaciona con una vejiga hiperactiva. Aunque es menos común que la deficiencia intrínseca del esfínter en hombres sometidos a una prostatectomía radical, puede aparecer sola o junto a esta deficiencia. Una vejiga hiperactiva y una capacidad disminuida de la vejiga son más comunes en hombres que han sido sometidos a una EBRT por cáncer de próstata.

La **incontinencia por rebosamiento** es la pérdida involuntaria de orina vinculada con el vaciado incompleto de

---

Incontinencia de esfuerzo

Pérdida involuntaria de la orina durante elevaciones repentinas de la presión intra-abdominal, p.ej., al toser, reír, estornudar o levantar objetos pesados.

Coaptar

Cerrar o sujetar.

Incontinencia imperiosa

La incontinencia imperiosa es la pérdida involuntaria de orina, vinculada con una vejiga hiperactiva.

Incontinencia por rebosamiento

La pérdida involuntaria de orina vinculada con el vaciado incompleto de la vejiga.

la vejiga. Esta puede surgir luego de una prostatectomía radical, si existe una cicatrización significativa (una contracción del cuello de la vejiga) en la zona del tracto de salida de la vejiga. El tratamiento de la contracción del cuello de la vejiga a menudo alivia la incontinencia por rebosamiento. Otros síntomas incluyen un caudal débil de orina y la sensación de vaciamiento incompleto de la vejiga. Con la incontinencia por rebosamiento, la exploración de la vejiga mostraría una gran cantidad de orina que queda dentro de la misma después de orinar. Las estenosis uretrales luego de una EBRT, también pueden ocasionar incontinencia por rebosamiento; la dilatación de dichas estenosis también mejora este tipo de incontinencia. Las estenosis uretrales tienden a reaparecer y la utilización de un catéter que entre y salga más allá del sitio de la estenosis ayuda a prevenir esta recurrencia. La inflamación de la próstata luego de la terapia intersticial de semillas puede ocasionar problemas de vaciado, que, si pasan desapercibidos, pueden conducir a una incontinencia por rebosamiento. El tratamiento inicial de la incontinencia por rebosamiento luego de una terapia con semillas se realiza con una cateterización intermitente limpia y, probablemente, con el agregado de un alfa bloqueador (Hytrin, Cardura, Flomax, Rapaflo, Uroxatral) y de un antiinflamatorio no esteroideo.

Sus respuestas a las preguntas que le realice su médico respecto a la incontinencia, le ayudarán a este a determinar el tipo y gravedad de su incontinencia urinaria. La mejor manera de delinear el tipo / los tipos de la incontinencia urinaria que padece es realizar un estudio urodinámico fluoroscópico, un estudio especial designado para medir las presiones en su vejiga durante el vaciado y en el momento del derrame urinario (si es que sucede durante el estudio) y observar la uretra y la vejiga durante el llenado de esta última y la micción. El estudio consiste en la colocación de un catéter por el pene que llegue hasta dentro de la vejiga. El catéter se conecta a un monitor de presión y se hace pasar un fluido estéril de contraste hacia la vejiga. Se toman radiografías periódicamente para determinar si el tracto de salida de la vejiga se encuentra abierto y si ocurre algún derrame. Durante el estudio, se le pedirá que haga fuerza como si estuviera tratando de mover sus intestinos y, durante esta maniobra, se le analizará para ver si ocurren derrames. A menudo, los hombres con incontinencia de esfuerzo tienen derrames durante esta maniobra (Valsalva) y la presión de la vesícula en el punto en que sucede el derrame, el punto de presión de derrame de Valsalva, es un predictor importante del éxito de las diferentes opciones de tratamiento. Durante el estudio urodinámico, una vejiga hiperactiva se identifica por los aumentos intermitentes de la presión en la misma durante su llenado, que pueden estar asociados con derrames o urgencia para orinar.

Opciones de tratamiento

Una vez que se ha evaluado la causa y la gravedad de la incontinencia urinaria, podrá comenzar con el tratamiento. Para todos los casos de incontinencia, es importante asegurarse de que se encuentre vaciando en forma regular, esto es, cada 3 horas, y evitando líquidos con alcohol o cafeinados. La cafeína y el alcohol hacen que los riñones produzcan más orina y también pueden irritar la vejiga. También puede ser muy útil evitar alimentos muy ácidos y otros muy especiados, ya que pueden actuar como irritantes.

Si existe una contracción del cuello de la vejiga, el tratamiento puede consistir en una dilatación o incisión. Existe el riesgo de padecer incontinencia de esfuerzo luego de la incisión de una contracción del cuello de la vejiga. Si aparece incontinencia por rebosamiento luego de una terapia intersticial de semillas, su médico puede darle medicamentos llamados alfa bloqueadores (que relajan la próstata) y un fármaco antiinflamatorio, además de indicarle una cateterización intermitente limpia hasta que pueda vaciar la vejiga por sí mismo. Generalmente, los problemas de vaciado de esta naturaleza luego de la terapia intersticial de semillas, se solucionan con el tiempo y en raras ocasiones se necesita un tratamiento adicional. Su médico se mostrará reticente a realizar cualquier procedimiento más agresivo durante los primeros seis meses luego de la colocación de semillas, a causa del alto riesgo de que aparezca incontinencia urinaria con una TURP.

La vejiga hiperactiva se trata con medicamentos que relajan el músculo de la vejiga, los más comunes de los cuales son los anticolinérgicos, entre ellos la oxibutinina (Ditropan), Ditropan XL, la tolterodina (Detrol), Detrol LA, la solifenacina (Vesicare), el cloruro de trospio (Sanctura), Sanctura XR, la darifenacina (Enablex), parches (Oxytrol), la oxibutinina y la fesoterodina (Toviaz). Los efectos secundarios de estos medicamentos incluyen sequedad bucal, enrojecimiento facial, estreñimiento y visión borrosa. Disminuyen con las formulaciones de acción prolongada.

Existe una variedad de opciones de tratamiento para la incontinencia de esfuerzo, como ejercicios para el músculo del suelo pélvico, la pinza peneana, la inyección de colágeno, el esfínter artificial y las mallas para hombres uretral.

- **Ejercicios para el músculo del suelo pélvico**: Estos ejercicios tienen como objetivo fortalecer los músculos del suelo pélvico. Para identificar estos músculos, simplemente intente detener el caudal de orina en el momento en que está orinando. Los ejercicios para el músculo del suelo pélvico requieren contraer y relajar los músculos pélvicos al menos 20 veces al día todos los días de la semana. La estimulación pélvica y la retroalimentación biológica le permiten identificar mejor estos músculos y verificar la fuerza de las contracciones. Estos

Ejercicios musculares para el suelo pélvico

Ejercicios que ayudan a fortalecer los músculos que asisten en el control de la incontinencia urinaria.

ejercicios resultan muy útiles al comienzo, cuando se remueve el catéter luego de una prostatectomía radical. No resultan tan efectivos en hombres sometidos anteriormente a una irradiación pélvica.

- **Pinza peneana**: Existen varias pinzas peneanas disponibles, y todas ellas funcionan bajo el mismo principio, comprimir la uretra para evitar el derrame urinario (**Figura 23**). Deben llevarse puestas durante breves períodos y no debe dejárselas todo el día. Si se las deja por períodos prolongados, pueden dañar la piel del pene y la uretra. La pinza debe quitarse cada vez que necesite orinar. La pinza peneana no debe reemplazar los ejercicios para el músculo del suelo pélvico; debe ser utilizada como medida de respaldo, por ejemplo, si usted va a salir a cenar y quiere asegurarse de no tener derrames.

- **Inyección de colágeno**: El colágeno es un químico que se encuentra en todo el cuerpo. El que se utiliza para tratar la incontinencia urinaria deriva de las vacas. Al provenir de una fuente ajena a su propio cuerpo, deberá someterse a una prueba cutánea para asegurarse de que no es alérgico al colágeno. La prueba cutánea se hace inyectando una cantidad pequeña de colágeno debajo de su piel y luego, inspeccionando el sitio de la inyección, al igual que se hace con la prueba de la tuberculosis (PPD). Si el sitio se enrojece e hincha, usted es

Pinza peneana

Un dispositivo colocado alrededor del pene para prevenir derrames urinarios.

Inyección de colágeno

Inyección de un químico alrededor de la uretra que comprime la uretra y el cuello vesical para ayudar a tratar la incontinencia urinaria de esfuerzo.

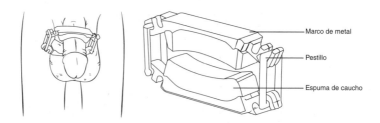

Marco de metal

Pestillo

Espuma de caucho

Figura 23 Pinza peneana.

Copyright © 2009 Sheldon Marks. Reimpreso con permiso de Da Capo Lifelong Books, miembro del Perseus Books Group.

alérgico al colágeno y no puede recibir estas inyecciones. Aun así, las reacciones alérgicas al colágeno son muy infrecuentes.

El colágeno se inyecta en el cuello de la vejiga y la uretra proximal para hacer que la uretra se cierre (coapte) (**Figura 24**). A menudo, se necesita más de una sesión de tratamiento; por lo general son necesarias de tres a cuatro inyecciones, separadas por cuatro semanas entre sí. También es posible que a largo plazo se deban repetir las inyecciones de colágeno. Las inyecciones de colágeno brindan una tasa de continencia cercana al 26% para la incontinencia posterior a la prostatectomía y una reducción en la cantidad de apósitos que se usan al día en un 37% adicional de hombres.

Las ventajas de las inyecciones de colágeno son, que las mismas son mínimamente invasivas, que se pueden repetir, que tienen un período de recuperación corto y que, de fallar, no le impiden intentar

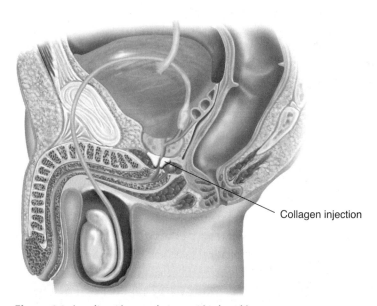

Collagen injection

Figura 24 Localización para la inyección de colágeno.
Datos de American Medical Systems, Inc., Minnetonka, Minnesota (www.visitAMS.com).

otros tipos de tratamiento. Las desventajas de este tratamiento son que solo un pequeño porcentaje de hombres logran un control total, una pequeña cantidad de hombres desarrollan infección del tracto urinario y que el 11% de los hombres padecen de retención urinaria transitoria y necesitan de una cateterización intermitente limpia. No se han informado casos de retención permanente.

Finalmente, algunos individuos experimentarán una disuria transitoria (incomodidad al vaciar) y urgencia, luego del procedimiento. Los mejores candidatos para el colágeno, son aquellos hombres con puntos de presiones de Valsalva más altos (> 60 cm H_2O), que no tienen vejigas hiperactivas y que no se han sometido previamente a radiación o crioterapia, ni han tenido una incisión rotunda de una contracción del cuello de la vejiga. Con el advenimiento de opciones quirúrgicas menos invasivas que brindan mejores resultados, el colágeno se utiliza cada vez con menos frecuencia.

Esfínter urinario artificial

Una prótesis diseñada para restaurar la continencia en una persona con incontinencia mediante el estrechamiento de la uretra.

- **Esfínter urinario artificial**: El esfínter artificial es un dispositivo mecánico compuesto por un manguito que se coloca alrededor de la uretra, una bomba que se ubica en el escroto y un depósito que se posiciona en el abdomen (**Figuras 25** y **26**). Todas estas partes y los tubos que las conectan se encuentran bajo la piel y no son visibles. El manguito permanece lleno de líquido estéril y comprime la uretra. Cuando desea orinar, se presiona la bomba, que envía el líquido fuera del manguito, permitiéndole así orinar. El manguito se vuelve a llenar automáticamente para comprimir la uretra. La colocación del esfínter artificial requiere anestesia general o espinal y la estadía en el hospital por una noche. Inicialmente, al principio de la cirugía, se "desactiva" el esfínter para que no funcione. Se lo volverá a "activar" a las 4 a 6 semanas luego de la cirugía, cuando los tejidos hayan sanado y la

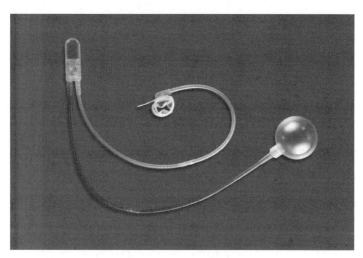

Figura 25 Prótesis urinaria AMS Sphincter 800.

Cortesía de American Medical Systems, Inc., Minnetonka, Minnesota (www.visitAMS.com).

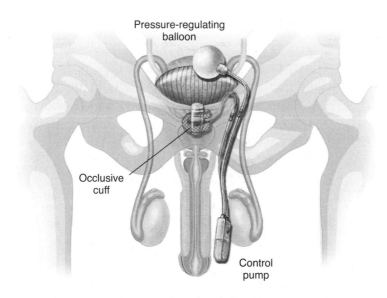

Pressure-regulating
balloon

Occlusive
cuff

Control
pump

Figura 26 Localización del esfínter artificial.

Datos de American Medical Systems, Inc., Minnetonka, Minnesota (www.visitAMS.com).

203

hinchazón y sensibilidad hayan cedido. El esfínter artificial alcanza tasas de éxito de 80 a 85%, sin importar el nivel de incontinencia. Es el tratamiento más efectivo para la incontinencia severa y para pacientes irradiados. El esfínter se puede utilizar luego de que el tratamiento con colágeno haya fallado. Sus desventajas incluyen tasas de mal funcionamiento mecánico de 10 a 15%, tasas de erosión de cero a 5% y tasas de infección de 3%. La erosión es la migración del dispositivo hacia otra zona. El manguito puede migrar hacia dentro de la uretra o a través de la piel, y otras partes del esfínter pueden hacerlo hacia dentro de la piel u otras zonas. Si ocurre una erosión, debe removerse el dispositivo. En forma similar, si el esfínter se infecta, también se lo debe remover. Es muy importante que se realice un estudio urodinámico antes de colocar el esfínter, para asegurarse de que la vejiga contiene una cantidad adecuada de orina a bajas presiones y para identificar una vejiga hiperactiva, lo cual hará necesario algún tratamiento adicional.

Con el correr del tiempo, la presión del manguito sobre la uretra puede hacer que esta se adelgace, por lo que el manguito resultará menos efectivo para comprimirla, lo que hará necesaria la colocación de otro manguito en una zona diferente. Se pueden colocar modelos de manguitos en tándem (2 manguitos separados) de esfínteres artificiales para minimizar los riesgos de que esto suceda.

Mallas para hombres

Un procedimiento que promueve la continencia urinaria en el cual una pieza de tejido se coloca bajo la uretra para que actúe como una hamaca o soporte.

• **Mallas para hombres**: Estas mallas se han usado algún tiempo en mujeres con incontinencia de esfuerzo y han probado ser procedimientos exitosos y duraderos. A causa de su éxito en mujeres, se las ha usado recientemente en hombres con incontinencia luego de una prostatectomía radical. La malla puede hacerse de los propios tejidos del paciente, a partir de un material sintético (artificial) o provenir de cadáveres. El objetivo de la misma es colocar tejido por debajo de la uretra que actúe como un sostén o una hamaca. El tejido se ancla a una pared abdominal o al hueso púbico.

Se han utilizado una diversidad de mallas para tratar la incontinencia posterior a la prostatectomía, incluyendo una malla anclada en el hueso, una **malla transobturadora** y una malla de fijación cuádruple. Las mallas que se han usado para incontinencia luego de una prostatectomía en los Estados Unidos incluyen el Advance Male Sling System de AMS, que involucra un procedimiento mínimamente invasivo en pacientes ambulatorios. En otros países, se encuentran disponibles el sistema PROACT (Uromédica, disponible en Europa), el sistema de malla Remeex (Neomedic, Barcelona), y la malla Argus (Promedon, Argentina).

Las tasas de éxito para hombres con incontinencia de esfuerzo moderada posterior a una prostatectomía, son comparables a las del esfínter urinario artificial. Para incontinencias más graves, la malla resulta menos eficaz. Las complicaciones asociadas con las mallas incluyen la retención urinaria aguda y dolor perineal. Complicaciones más raras incluyen la erosión e infección uretral. Comparadas con el esfínter urinario artificial, las mallas conllevan menor riesgo de infección, erosión y atrofia de la uretra.

Malla transobturadora

Un tipo de malla usada para tratar la incontinencia urinaria de esfuerzo en mujeres y hombres con incontinencia posterior a una prostatectomía.

PARTE SIETE

Efectos sociales del cáncer de próstata

Estoy desempleado y no tengo seguro médico. ¿Cómo puedo hacer para que me revisen la próstata?

¿Existen grupos de apoyo para hombres que padecen cáncer de próstata y, de existir, cómo puedo llegar a conocerlos?

Nunca antes pensé en la muerte, pero ahora que me han diagnosticado cáncer de próstata, pienso en ello y me pregunto si hay cosas que debiera hacer para prepararme ante lo inevitable.

Más . . .

93. Estoy desempleado y no tengo seguro médico. ¿Cómo puedo hacer para que me revisen la próstata?

Durante el otoño, por lo general, la Semana de concientización sobre cáncer de próstata (Prostate Cancer Awareness Week) proporciona pruebas gratuitas para detectar cáncer de próstata. Estas evaluaciones incluyen un examen rectal digital y la determinación del nivel de PSA. El médico examinador le dice si cree que su próstata genera motivos de sospecha y si le recomienda evaluaciones más detalladas con un urólogo. Posteriormente, usted recibe los resultados de su PSA por correo. Si su PSA resulta elevado, se le dirá que se le indica una evaluación más detallada y que se espera que programe una cita con un urólogo para esto. A menudo, este servicio lo brinda su hospital local y puede que aparezca anunciado en el periódico. Si no ha visto avisos anteriormente, puede que quiera llamar a su(s) hospital(es) local(es) para ver si allí lo brindan. Si no puede conseguir ningún tipo de información de su hospital local, quizás quiera intentar en los consultorios de los urólogos de su localidad. Si planea volver a realizarse la evaluación gratuita de cáncer de próstata anualmente, recuerde que puede ser que no sea la misma persona la que examine su próstata todos los años y que los resultados de su PSA no puedan compararse. Por esto, es importante que usted lleve un registro de los resultados y los compare usted mismo. Idealmente, el PSA no debe cambiar por más de un 0,7 a 0,75 ng/mL por año, aun si todos los valores se encuentran dentro del rango normal. Si el cambio resulta mayor a 0,7 ng/mL por año, aun cuando ambas cantidades caigan dentro del "rango normal", usted debe procurar realizarse evaluaciones adicionales. Las biopsias de próstata guiadas por ecografía transrectal no forman parte de las evaluaciones gratuitas de cáncer de próstata.

94. ¿Existen grupos de apoyo para hombres que padecen cáncer de próstata y, de existir, cómo puedo llegar a conocerlos?

Si, existen grupos de apoyo para hombres que padecen de cáncer de próstata. Se los puede hallar en su hospital local y se reúnen en forma regular. En nuestra institución, se realizan reuniones mensuales. A menudo se cuenta con oradores invitados que disertan sobre las principales inquietudes del grupo, como la nutrición, el tratamiento de la disfunción eréctil, de la incontinencia urinaria y sobre actualizaciones respecto a nuevas formas de quimioterapia, además del momento de discusión grupal. Los grupos de apoyo de cáncer de próstata brindan un entorno informal para poder expresar las inquietudes que uno tiene, formular preguntas y compartir información con otros. A menudo, asisten cónyuges y parejas y se los invita a discutir sus inquietudes. Discutir algunas de sus inquietudes con otros que estén o que hayan pasado por lo que usted está experimentando, puede ayudarle a aliviar algunas de sus ansiedades y a enfocarse en qué preguntas necesita que le responda su médico al tomar decisiones sobre el tratamiento. Para conocer su grupo de apoyo de cáncer de próstata local, pregúntele a su urólogo o en su hospital local. La Sociedad Americana contra el Cáncer (American Cancer Society, ver Apéndice), también puede ayudarle a hallar un grupo de apoyo de cáncer de próstata local.

95. Nunca antes pensé en la muerte, pero ahora que me han diagnosticado cáncer de próstata, pienso en ello y me pregunto si hay cosas que debiera hacer para prepararme ante lo inevitable.

Nadie de nosotros piensa acerca del fin de nuestras vidas, especialmente cuando nos sentimos sanos. Como no nos gusta pensar en morir, a menudo no nos preparamos para ello. Todos los individuos, ya sea que estén sanos o enfermos, necesitan reflexionar acerca de la muerte. Las decisiones del final de la vida, tales como su opinión acerca de las medidas de reanimación y declaraciones de voluntad en vida, deben ser tomadas mucho antes de enfermarse. Los temas financieros y los testamentos deben prepararse y discutirse anticipadamente con su familia. No existe nada más descorazonador para alguien, que el hecho de enfermarse y no ser capaz de tomar decisiones, dejando a la familia sin saber cuál es la voluntad del individuo. Esto es extremadamente importante cuando hablamos de medidas de reanimación, en caso de que su corazón se detenga y otras intervenciones que se utilizan para prolongar la vida, tales como la asistencia nutricional y respiratoria (respiradores artificiales). Además, si usted se encuentra a cargo de las finanzas, es importante que encuentre a algún miembro de su familia con el que pueda discutir temas financieros anticipadamente como para poder aconsejar a dicha persona acerca de cómo administrar las finanzas en su ausencia.

Si no tiene en claro cuáles son los temas legales que necesita abordar, consultar con un abogado puede ser de utilidad. La Sociedad Americana contra el Cáncer entrega un folleto en el que se abordan los temas más comunes, entre ellos, temas comerciales, impositivos y de préstamos. Querrá asegurarse de que todo lo siguiente se encuentre en orden y que lo haya discutido por adelantado con su familia: seguro de vida, planes de retiro, títulos de activos y propiedades, cuentas bancarias, deudas, cajas de seguridad, acciones, título de propiedad del automotor y testamento. Es importante designar beneficiarios y que se registren números de cuenta, direcciones, números telefónicos y personas de contacto. Toda esta información debe estar en un lugar que resulte accesible para su familia y ellos también deben saber que usted ya se ha ocupado de estos temas.

96. ¿Cómo afectará mi sexualidad el tratamiento del cáncer de próstata?

Todas las formas de tratamiento del cáncer de próstata, a excepción de la espera en observación, conllevan el riesgo de ocasionar disfunción eréctil. La terapia hormonal afecta a la libido (deseo sexual), además de a la función eréctil. Pero la función eréctil es solo una parte de su función sexual total y otras fases de su respuesta sexual pueden desarrollarse sin necesidad de que su pene alcance la rigidez. La excitación sexual puede suceder con otras formas de estimulación y no requiere de la rigidez peneana. También el orgasmo sucede en ausencia de la misma. Luego de una prostatectomía radical, tendrá una eyaculación seca (no saldrá ningún fluido del pene). El volumen de la eyaculación también puede verse afectado en diferentes grados por la terapia intersticial de semillas y la EBRT.

Es muy importante darse cuenta que su "sexualidad" y la plenitud sexual de su pareja no se han perdido a causa de que no pueda lograr una erección rígida. Si eligiese no seguir ningún tratamiento para la disfunción eréctil, usted y su cónyuge o pareja aún pueden tener una vida sexual satisfactoria. Puede que ambos necesiten redirigir su propia sensualidad y lo que resulta estimulante para cada uno e incorporarlo a su vida sexual. Así, lo que a menudo se percibe como un efecto secundario "devastador" del tratamiento del cáncer de próstata, puede, en realidad, acercar más a la pareja si ambos se encuentran dispuestos a discutir abiertamente sus preferencias sexuales, otras formas de estimulación, etc. Hay estudios que han demostrado que muchos hombres se preocupan cuando pierden su función eréctil. Ya no son más "hombres". Por el contrario, las mujeres indican que, en general, esto no hace que su esposo o cónyuge sea menos hombre y expresan que otras formas de intimidad, tales como abrazarse, tocarse y besarse, son tan importantes para ellas como el acto sexual. Finalmente, muchas mujeres hallan que tienen mayor capacidad de lograr un orgasmo por medio del tacto y la estimulación digital que con el coito vaginal.

Retraerse y evitar el sexo solamente le ocasionará más estrés y ansiedad. Si encuentra difícil discutir su sexualidad y los cambios que han sucedido, entonces podrá ser útil buscar un especialista que pueda ayudarlo a usted y a su cónyuge a ajustarse a los cambios que han ocurrido, de una manera más positiva.

97. Me he acabado de enterar que padezco cáncer de próstata y estoy deprimido. ¿Es esto común?

Comentario de Cliff:

Cuando uno se entera, especialmente cuando uno no ha tenido signos de advertencia y se está sintiendo muy bien, decir que uno puede llegar a deprimirse es quedarse corto. Yo me había retirado recientemente; había comprado una casa hermosa sobre un lago y esperaba que sucedieran tantas cosas. Entonces me dijeron que tenía esa cosa horrible, CÁNCER. Me puse muy ansioso y me deprimí. Mi mujer me imploraba que tomara algunos medicamentos temporarios mientras esperaba a que me sometieran a una prostatectomía radical, pero yo me negaba. Yo era "un hombre demasiado fuerte" para todo eso, ¡GRAN ERROR! Durante el tiempo que tardaron en llegar los resultados de la biopsia de la próstata y la espera hasta el momento de la prostatectomía radical, mi tensión arterial se elevó significativamente como resultado de mi ansiedad. En lugar de buscar tratamiento para el problema subyacente, me daban dosis cada vez más altas de medicamentos para la tensión arterial. Bueno, aquello no me ayudó y puede que haya contribuido con algunos de los problemas del período postoperatorio. La próxima vez, escucharé a mi mujer. Me hubiera resultado muy útil un antidepresivo que me ayudara a atravesar esas pocas semanas anteriores a mi cirugía, era una ruina y hubiera sido bueno contar con esa ayuda.

El diagnóstico de cáncer de próstata llega como una conmoción para la mayoría de los hombres. A menudo, se están sintiendo bien y no experimentan signos ni síntomas que los hagan sospechar. Cuando se enfrentan con semejante choque, las reacciones comunes son de miedo, ira, confusión y depresión. No es inusual que al principio uno se "retraiga" de la vida mientras se encuentra absorbiendo la realidad de la situación y comenzando a recolectar información y con el proceso de toma de decisiones. Si usted encuentra que lo invaden sentimientos de fracaso, se retrae continuamente de la vida social, siente que lo están presionando, considera la idea del suicidio, se siente desesperanzado y no puede tomar decisiones, ha perdido interés en las actividades que le resultaban placenteras o llora muy seguido, entonces puede estar padeciendo una depresión más grave y debiera comentárselo a su médico. A veces, al enfrentarse con semejantes situaciones abrumadoras, se puede necesitar algún tipo de asistencia que le ayude a retomar el control de su vida nuevamente y tomar las decisiones que sienta que necesita tomar respecto de su tratamiento.

98. ¿Cómo me afectará a mí, a mi cónyuge/pareja y a nuestra relación el diagnóstico de cáncer de próstata?

Comentario de Cliff:

Yo me había retirado recientemente; había comprado una casa de ensueño sobre el agua y pensaba en el futuro. Descubrir que tenía cáncer de próstata y el completo entendimiento de que quizás no me quedaba demasiado por vivir, hicieron que observara a mi futuro y la relación con mi familia más críticamente. Rememorando, me doy cuenta de lo comprensivos que fueron mi esposa y mi familia a lo largo de toda esta dura experiencia. Mi mujer me ayudó a superar la conmoción inicial, me acompañó durante la recuperación de la cirugía y procuró que siguiera teniendo un pensamiento positivo, mientras esperaba el primer valor de mi PSA luego de la misma. También mis hijos se unieron para mi bienestar. Mi hijo se quedó conmigo varias noches en el hospital, lo que entiendo que debe haber sido muy difícil para él, ya que está consciente de que él mismo está en gran riesgo de padecer cáncer de próstata.

Le agradezco a Dios cada día por las bendiciones que me ha concedido. Vivo cada día al máximo. Ya no postergo las cosas para el futuro. Agradezco profundamente que podré seguir siendo capaz de ver crecer a mis nietos y aprovecho cada oportunidad que tengo para estar con mi familia. Siento que las tensiones por las que he pasado tanto antes como después de la cirugía y el apoyo de mi familia durante esta época nos ha vuelto más unidos.

Cada individuo es diferente y cada relación también lo es, por tanto, es difícil generalizar sobre cómo reaccionará cada uno de ustedes y ambos como pareja. En general, pareciera que existen diferentes aspectos del cáncer de próstata y su tratamiento que son más estresantes para usted y su cónyuge o pareja. Generalmente, los hombres parecen estar más preocupados con los cambios relacionados con el tratamiento del cáncer de próstata, a saber, la disfunción eréctil y la incontinencia urinaria. Las mujeres, sin embargo, se preocupan más por la supervivencia a largo plazo. Pareciera que a medida que las parejas enfrentan el desafío de lidiar con el cáncer de próstata, uno de los pasos fundamentales es restablecer su compromiso con el otro. Esto se logra mediante una comunicación abierta, que puede ser tanto verbal como no verbal, como ser, un abrazo. La ausencia de este sentimiento de reconexión entre la pareja, a menudo resultado del fracaso en la comunicación, puede hacer que la relación se distancie y que el apoyo mutuo resulte más difícil.

Existe un delicado equilibrio para las parejas entre reconocer los miedos que surgen y mantenerlos en privado. Cualquier extremo, ya sea demasiado expresivo o demasiado privado, parece crear tensiones. A veces, los hombres no expresan sus temores y miedos ya que se encuentran más preocupados por el impacto que esto puede causar en su cónyuge. Indican a menudo que se han contenido, ya que no querían preocupar a sus cónyuges o porque sentían que sus parejas no eran lo suficientemente fuertes para lidiar con estos problemas. Es importante que comunique sus preocupaciones y miedos a alguien, ya sea su médico, un amigo cercano, un pariente u otros hombres que se encuentren atravesando experiencias similares, si es que siente que no los puede comentar con su cónyuge o pareja. Los grupos de apoyo para el cáncer de próstata, tales como "Hombre a Hombre" (Man to Man), o, "Nosotros también" (Us too), pueden ser muy útiles en estas circunstancias.

Enfrentar una enfermedad potencialmente letal es difícil, pero con una comunicación abierta y apoyo mutuo, puede que haga que la familia se una más, las prioridades se reordenen e influenciar un cambio hacia un estilo de vida más sano para todos los que se ven afectados.

99. Mi esposo/pareja acaba de ser diagnosticado con cáncer de próstata. ¿Qué puedo hacer para ayudarle?

El diagnóstico del cáncer de próstata puede resultar devastador. Al principio, existe conmoción y tristeza, luego, una vez que el choque ha sido absorbido, comienza el proceso de toma de decisiones. La mayoría de los hombres necesitan recuperar su equilibrio, hacer que las cosas vuelvan a estar en orden lo antes posible. Tener un rol activo en el proceso de toma de decisiones, tiende a aliviar algunas de sus ansiedades. Los hombres tienden a ser menos expresivos respecto de sus inquietudes y preocupaciones que las mujeres; mientras que las mujeres tienden a confiar sus propias inquietudes y preocupaciones con amigos cercanos y parientes, los hombres solamente comparten esta información con su cónyuge o pareja. De hecho, usted es el principal y probablemente único sistema de apoyo de su esposo/pareja, lo cual es muy importante para él. Su apoyo, seguridad y los esfuerzos que haga para ayudarle a reconocer y enfrentar al diagnóstico y al tratamiento del cáncer de próstata, lo incentivarán considerablemente. Estudios han demostrado que los hombres casados que padecen de cáncer de próstata viven más que los divorciados, viudos o solteros en la misma situación. Pareciera que esto se relaciona con el apoyo emocional y probablemente con mejores hábitos de salud de los que gozan los hombres casados. Así, ayudar a su esposo o pareja a mantener o mejorar su salud, puede resultar algo muy importante. Una nutrición adecuada (ver pregunta 17) y el ejercicio físico, serán muy beneficiosos tanto desde el punto de vista físico como emocional.

Es importante reafirmar periódicamente su compromiso con la relación y con su pareja/esposo. Su percepción de la necesidad de su esposo o pareja de volver a la vida normal tan pronto como sea posible y su disposición para facilitar que esto suceda le ayudará muchísimo. También resulta importante apoyar los esfuerzos de su esposo por buscar ayuda si es que se está sintiendo desalentado y deprimido.

100. ¿Podré volver a hacer las cosas que hago, ahora que tengo cáncer de próstata? ¿Puedo viajar? ¿Puedo jugar al golf?

Comentario de Cliff:

Desde mi prostatectomía radical, puedo disfrutar de todas las cosas que disfrutaba antes de la cirugía. Estoy jugando al golf y haciendo excursiones y me siento como era antes. La única limitación reconocible de la que ahora soy consciente es que no puedo donar sangre en este momento, debo haber pasado cinco años como superviviente de cáncer antes de que vuelvan a aceptar mi sangre. En enero de 2004, estaré feliz de llegar a las instalaciones locales de la Cruz Roja y donaré complacido una pinta de sangre para ayudar a alguien más.

Todas las formas de tratamiento pueden ocasionarle fatiga durante unas pocas semanas luego del procedimiento, pero pasado un mes del mismo, debiera poder volver a su actividad plena.

Mucho de lo que será capaz de hacer, variará según la etapa de su enfermedad y el tratamiento que esté recibiendo. En las etapas tempranas de cáncer de próstata, generalmente se presentan pocas limitaciones; podrá jugar al golf, viajar, etc. Si está planificando someterse a un tratamiento quirúrgico, querrá cuidarse bien antes de someterse al mismo. Es útil asegurarse de que está comiendo bien, descansando y realizando ejercicio de forma regular.

Habrá un período de recuperación posterior a la cirugía y su médico le indicará cuando él o ella piense que puede volver a retomar sus actividades por completo. El período de recuperación varía según el procedimiento quirúrgico al que se someta. La recuperación de una laparoscopía parece ser más rápida que la de una cirugía tradicional abierta y, con la terapia intersticial de semillas, la convalecencia es mucho más corta que con la cirugía. Sin embargo, si presentara problemas de vaciado luego del procedimiento, puede que necesite una cateterización intermitente limpia hasta que se resuelva la hinchazón de su próstata. Usted puede viajar mientras se está realizando la cateterización intermitente; solamente necesita llevar con usted un catéter y el gel lubricante. La radioterapia toma varias semanas para finalizarse y como se la realiza 5 de los 7 días de la semana, requiere que usted "permanezca donde está" durante un período de tiempo. Todas las formas de tratamiento pueden ocasionarle fatiga durante unas pocas semanas luego del procedimiento, pero pasado un mes del mismo, debiera poder volver a su actividad plena. Si se encuentra recibiendo la terapia hormonal en forma intramuscular y desea viajar, puede hacer arreglos con los urólogos de la zona a la que va a viajar para que le administren las inyecciones. A menudo, su médico puede enviarle una carta al urólogo con anticipación.

Existen muchas organizaciones y publicaciones que pueden brindarle mayor información. En el Apéndice encontrará una lista de muchos de dichos recursos.

Anexo

Organizaciones

Academia Americana de Acupuntura Médica

www.medicalacupuncture.org

Por teléfono: 323-937-5514

Por correo postal: AAMA, 4929 Wilshire Boulevard, Suite 428, Los Angeles, California 90010

Sociedad Americana contra el Cáncer

www.cancer.org

Por teléfono: 1-800-ACS-2345

Por correo postal: American Cancer Society National Home Office, 1599 Clifton Road, Atlanta, GA 30329

Grupos de apoyo hombre a hombre de la Sociedad Americana contra el Cáncer www.cancer.org/docroot/CRI/content/

Fundación Americana para la Enfermedad Urológica/Consejo de Salud de la Próstata

www.afud.org

Por teléfono: 800-242-2383

Por correo postal: 300 West Pratt Street, Suite 401, Baltimore, MD 21201-2463

Sociedad Americana de Próstata

www.ameripros.org

Por teléfono: 410-859-3735

Fax: 410-850-0818

Por correo postal: 1340-F Charwood Rd, Hanover, MD 21076

Sociedad Americana de Oncología Clínica

www.asco.org

Por teléfono: 703-299-0150

Por correo postal: 1900 Duke Street, Suite 200, Alexandría, VA 22314

Asociación Americana de Urología

www.AUAnet.org—lineamientos clínicos para el control del cáncer de próstata localmente limitado - lineamientos 2007

Fundación de la Asociación Americana de Urología
Por correo postal: Patient Education 1000 Corporate Boulevard
Linthicum, MD 21090
Por teléfono:
Número gratuito (para Estados Unidos únicamente): 1-866-RING
AUA (1-866-746-4282)
Teléfono: 410-689-3700
Fax: 410-689-3800
www.auafoundation.org   www.urology health.org

Cancer Care, Inc.
www.cancercare.org
Por teléfono: 212-712-8400 (admin.); 212-712-8080 (servicios)
Por correo postal: 275 7th Avenue, New York, NY 10001

Instituto de Investigación contra el Cáncer
www.cancerresearch.org
Por teléfono: 1-800-99-CANCER (800-992-26237)
Por correo postal: Cancer Research Institute, 681 Fifth Avenue,
New York, NY 10022

CaPcure (Asociación para la Cura del Cáncer de Próstata)
www.capcure.org
Por teléfono: 800-757-CURE o 310-458-2873
Por correo postal: 1250 4th Street, Santa Monica, CA 90401

**Centros para el Control y la Prevención de Enfermedades
 (CDC, por sus siglas en inglés)**
www.cdc.gov
Por teléfono: 404-639-3534
Número gratuito: 800-311-3435
Por correo postal: Centers for Disease Control and Prevention,
1600 Clifton Rd., Atlanta, GA 30333

Departamento de Asuntos de Veteranos
www.va.gov
Por teléfono: 202-273-5400 (oficina de Washington, D.C.)
Número gratuito: 800-827-1000 (oficina local de Asuntos de
Veteranos)
Por correo postal: Veterans Health Association, 810 Vermont
Ave., NW, Washington, DC 20420

Asociación de Seguros de Salud de los Estados Unidos (HIAA, por sus siglas en inglés)

www.hiaa.org

Por teléfono: 202-824-1600

Por correo postal: 555 13th Street NW, Suite 600, East Washington, D.C. 20004-1109

Administración de Recursos y Servicios de Salud

Programa Hill-Burton

www.hrsa.gov/osp/dfcr/about/aboutdiv.htm

Por teléfono: 301-443-5656

Número gratuito: 800-638-0742

800-492-0359 (si llama del área de Maryland)

Por correo postal: Health Resources and Services Administration, U.S. Department of Health and Human Services, Parklawn Building, 5600 Fishers Lane, Rockville, MD 20857

Alianza Internacional contra el Cáncer (ICARE, por sus siglas en inglés)

www.icare.org/icare

Por teléfono: 800-ICARE-61 o 301-654-7933

Por correo postal: 4853 Cordell Avenue, Suite 11, Bethesda, MD 20814 Fax: 201-654-8684

Instituto Nacional del Cáncer

www.nci.nih.gov

Por teléfono: 301-435-3848 (línea de la Oficina de Información Pública)

Por correo postal: National Cancer Institute Public Information Office, Building 31, Room 10A31, 31 Center Drive, MSC 2580, Bethesda, Maryland 20892-2580

Centro Nacional de Medicina Complementaria y Alternativa

nccam.nih.gov

Por teléfono: 1-888-644-6226

Por correo postal: NCCAM Clearinghouse, P.O. Box 7923, Gaithersburg, Maryland 20898

Red Nacional Integral de Cáncer

www.nccn.org

Por teléfono: 888-909-NCCN (888-909-6226)

Por correo postal: National Comprehensive Cancer Network, 50 Huntingdon Pike, Suite 200, Rockledge, PA 19046

Organizaciones de lucha contra el cáncer de próstata

Astra Zeneca Pharmaceuticals LP
www.prostateinfo.com

Consejo de Educación sobre el Cáncer de Próstata
Por teléfono: 800-813-HOPE, 212-302-2400
Por correo postal: 1180 Avenue of the Americas, New York, NY 10036

The Prostate Cancer Infolink
www.comed.com/prostate
Por correo postal: c/o CoMed Communications, Inc., 210 West Washington Square, Philadelphia, PA 19106

Fundación de Educación e Investigación del Cáncer de Próstata (PC-REF, por sus siglas en inglés)
www.prostatecancer.com
Por teléfono: 619-287-8860
Fax: 619-287-8890
Por correo postal: 6699 Alvaro Rd, Suite 2301, San Diego, CA 92120

Red de Recursos para el Cáncer de Próstata
pcrn.org
Por teléfono: 800-915-1001 o 813-848-2494
Fax: 813-847-1619
Por correo postal: P.O. Box 966, Newport Richey, FL 34656

Administración del Seguro Social
Oficina de Información Pública
www.ssa.gov
Por teléfono: 800-772-1213
          800-325-0778 (TTY)
Por correo postal: Social Security Administration, Office of Public Inquiries, 6401 Security Blvd., Room 4-C-5 Annex, Baltimore, MD 21235-6401

United Seniors Health Cooperative (USHC)
www.unitedseniorshealth.org
Por teléfono: 202-479-6973

Número gratuito: 800-637-2604
Por correo postal: USHC, Suite 200, 409 Third St, SW,
Washington, DC 20024

US TOO International, Inc.
www.ustoo.com
Por teléfono: 800-808-7866, 630-323-1002
Fax: 630-323-1003
Por correo postal: 903 North York Rd, Suite 50, Hinsdale, IL
60521-2993

Sitios web con información general sobre cáncer

411Cancer.com
About.com (buscar "cáncer")
CancerLinks.org
CancerSource.com
CancerWiseTM/MD Anderson Cancer Center,
    www.cancerwise.org
CancerNet Service del Instituto Nacional del Cáncer,
    cancernet.nci.nih.gov/index.html.

Páginas web sobre temas específicos
Terapia alternativa
Información sobre acupuntura: www.medicalacupuncture.org
(ver Academia Americana de Acupuntura Médica).

Sitio web integral sobre terapias alternativas para el cáncer: www.
healthy.net/asp/templates/center.asp?centerid=23.

Quimioterapia
www.yana.org ofrece grupos de apoyo en línea y presenciales para
aquellos pacientes bajo quimioterapia en dosis elevadas.

Información sobre fármacos para quimioterapia y terapia
hormonal, que incluye información sobre asistencia financiera:
www.cancersupportivecare.com/pharmacy.html.

Ensayos clínicos

El sitio CancerTrials del Instituto Nacional del Cáncer tiene listados de los ensayos clínicos actuales que están siendo examinados por el NCI.

Enfrentamiento

La Coalición Nacional de Supervivientes de Cáncer (www.cansearch.org, 877-NCCS-YES) brinda un programa de audio gratuito "Herramientas para el superviviente de cáncer" que incluye formas de hacerle frente a la enfermedad. (El sitio web también tiene un boletín informativo al que se puede acceder abonando una membresía anual).

La Fundación contra el Cáncer R. A. Bloch (www.blochcancer.org) ofrece un inspirador libro en línea acerca del cáncer, técnicas de relajación y miradas positivas sobre la lucha contra el cáncer, así como también apoyo de persona a persona brindado por otros pacientes capacitados con cáncer.

Dieta y nutrición (prevención del cáncer)

Guía Nutricional del USDA: www.usda.gov/cnpp.

El Instituto Estadounidense de Investigación sobre Cáncer brinda consejos sobre cómo reducir los riesgos de contraer cáncer: www.aicr.org.

Sugerencias para comer sano de la Fundación Estadounidense de Investigación sobre Cáncer: www.preventcancer.org/whdiet.cfm.

Recursos para las familias

www.kidscope.org es un sitio web diseñado para ayudar a los niños a entender y lidiar con los efectos del cáncer de alguno de los padres.

Asesoría sobre genética

El sitio web de la Sociedad Nacional de Asesores en Genética (www.nsgc.org) tiene un listado de sus miembros, junto con la especialidad de cada uno.

El instituto Nacional del Cáncer tiene una lista de consulta sobre profesionales en el cuidado de la salud que se especializan en genética y que pueden brindar información y asesoramiento. http://cancernet.nci.nih.gov/genesrch.shtml.

Artículos sobre genética y cáncer: http://cancer.med.upenn.edu/causeprevent/genetics.

Protecciones legales, recursos financieros y cobertura de seguros

La Sociedad Americana contra el Cáncer brinda una variedad de documentos especializados para ayudar a entender los términos de su cobertura, protecciones legales y cómo hallar asistencia financiera. Busque http://www.cancer.org utilizando la palabra clave "Seguro".

Información sobre Medicaid: www.hcfa.gov/medical/medicaid.htm.

Ley de licencia por razones médicas y familiares: www.dol.gov/dol/esa/public/regs/statutes/whd/fmla.htm.

Sitio web de información de la Administración para el Financiamiento de Servicios de Salud (HCFA, por sus siglas en inglés) acerca del cáncer de mama y programas de Medicaid: www.hcfa.gov/medicaid/bccpt/default.htm.

www.needymeds.com brinda información acerca de programas patrocinados por droguerías para ayudar a personas que no pueden costear los fármacos necesarios.

www.cancercare.org/hhrd/hhrd_financial.htm brinda listados de lugares donde se puede buscar asistencia financiera.

El Libro sobre recursos financieros nacionales para pacientes: Un directorio estado por estado: data.patientadvocate.org/.

Náuseas/Vómitos

Red Nacional Integral de Cáncer: www.nccn.org/patient_guidelines/nausea-and-vomiting/ nausea-and-vomiting/1_introduction.htm.

Información en línea del Royal Marsden Hospital Patient: www.royalmarsden.org/patientinfo/booklets/coping/ nausea7.asp#heading.

Localización de tratamientos: Médicos y hospitales

AIM DocFinder (*State Medical Board Executive Directors*): www.docboard.org/.

Organización sin fines de lucro que brinda una base de datos de profesionales matriculados de la salud.

Selección de médicos de la AMA (siglas en inglés para *American Medical Association*): www.amaassn.org/aps/amahg.htm.

Base de datos de la AMA sobre información demográfica y profesional de médicos en los Estados Unidos.

Consejo Americano de Especialidades Médicas: brinda verificación sobre las calificaciones de los médicos y posee listas de especialistas.
www.abms.org/, 1-866-ASK-ABMS o American Board of Medical Specialties, 1007 Church Street, Suite 404, Evanston, IL 60201-5913

Approved Hospital Cancer Program (*Commission on Cancer of the American College of Surgeons - Comisión sobre Cáncer del Colegio Estadounidense de Cirujanos*):
www.facs.org/public_info/yourhealth/aahcp.html

El Approvals Program de la Comisión sobre Cáncer realiza sondeos sobre hospitales, centros de tratamiento y otras instalaciones según los estándares establecidos por el Comité de Aprobaciones, que recomienda la adjudicación de aprobaciones en categorías específicas basándose en dichos sondeos. Un hospital que haya recibido la aprobación, se ha comprometido voluntariamente a brindar los mejores servicios de diagnóstico y tratamiento contra el cáncer. Los hospitales aprobados pueden ser buscados por ciudad, estado y categoría.

Asociación de Centros Comunitarios contra el Cáncer (ACCC, por sus siglas en inglés): Centros contra el Cáncer y Perfiles de Miembros:
www.accc-cancer.org/members/map.html

Listado geográfico de los miembros de la ACCC con información de contacto y descripción de programas y servicios contra el cáncer *según son suministrados por las instituciones miembro.*

Buscador de mejores hospitales (*U.S. News & World Report*):
www.usnews.com/usnews/nycu/health/hosptl/tophosp.htm.

Las clasificaciones del *U.S. News* están diseñadas para asistir a los pacientes en su búsqueda de atención médica de la más alta calidad. La base de datos se puede consultar por especialidad, incluyendo los principales hospitales oncológicos (www.usnews.com/usnews/nycu/health/hosptl/speccanc.htm) o por región geográfica.

Buscador de las mejores Organizaciones de Mantenimiento de la
Salud (*U.S. News & World Report*):
www.usnews.com/usnews/nycu/health/hetophmo.htm
U.S. News guía para elegir una opción de atención médica
administrada.

Organizaciones de Mantenimiento de la Salud (HMO, por
sus siglas en inglés) y Otros Planes de Atención Médica
Administrada (Atención de Cáncer):
www.cancercare.org/patients/hmos.htm
Aborda las ventajas y desventajas de la atención de las HMO.

Selección de hospitales (*American Medical Association &
Medical-Net,Inc.*):
www.hospitalselect.com/curb_db/owa/sp_hospselect.main
Base de datos para localizar hospitales, ordenada por nombre del
hospital, ciudad, estado o código postal. Los datos de Selección
de hospitales incluyen información básica (nombre, dirección,
teléfono); camas y aprovechamiento; líneas de servicio y
acreditación.

Centros Designados Contra el Cáncer del Instituto Nacional del
Cáncer:
cancertrials.nci.nih.gov/finding/centers/html/map.html
Directorio de Centros contra el Cáncer designados por el NCI,
58 instituciones estadounidenses orientadas a la investigación
reconocidas por su excelencia científica y sus recursos integrales
contra el cáncer. Sus listados contienen números de teléfono de
contacto, links a sitios web y un breve resumen de los recursos
brindados por sitios web.

Red Nacional Integral de Cáncer (NCCN, por sus siglas en inglés):
www.nccn.org
La NCCN es una alianza de los principales centros contra el
cáncer. Los miembros de la NCCN (www.nccn.org/profiles.
htm) ofrecen atención e investigación contra el cáncer de la más
alta calidad. La NCCN brinda un servicio de información y
derivación (www.nccn.org/newsletters/1999_may/page_5.htm)
que responde a preguntas relacionadas con el cáncer y ofrece
derivación a programas y servicios de instituciones de sus
miembros (1-888-909-6226).

Calificaciones de médicos

El Consejo Americano de Especialidades Médicas awww.abms.
org; haga clic sobre el botón "quien está certificado" (busque por
nombre de médico o especialidad).

Radioterapia

Instituto Nacional del Cáncer/CancerNet: La radioterapia y
usted: una guía de autoayuda durante el tratamiento del cáncer
cancernet.nci.nih.gov/peb/radiation/. Por teléfono, en forma
gratuita: 1-800-4-CANCER (en inglés y español).

Libros y folletos

Los siguientes folletos se encuentran disponibles a través del
Instituto Nacional del Cáncer llamando a 1-800-4-CANCER:
- "La quimioterapia y usted: una guía de autoayuda durante el
  tratamiento"
- "Sugerencias de alimentación para pacientes con cáncer,
  antes, durante y después del tratamiento".
- "Obtenga alivio del dolor provocado por el cáncer"
- "Ayudarse a usted mismo durante la quimioterapia"
- "Preguntas y respuestas sobre control del dolor: una guía para
  personas con cáncer y sus familias"
- "Darse tiempo: ayuda para personas con cáncer y para las
  personas que se preocupan por ellas"
- "Participar en ensayos clínicos: lo que los pacientes con
  cáncer necesitan saber"

Disponible en español:
- "Datos sobre el tratamiento de quimioterapia contra el
  cáncer"
- "El tratamiento de radioterapia; guía para el paciente durante
  el tratamiento"
- "¿En qué consisten los estudios clínicos? Un folleto para los
  pacientes de cáncer"

Los siguientes folletos se encuentran disponibles mediante la Red
Nacional Integral de Cáncer:
- "Pautas sobre el tratamiento del cáncer de próstata para
  pacientes"
- "Pautas sobre el tratamiento del dolor para pacientes de
  cáncer"

- "Pautas sobre el tratamiento de las náuseas y vómitos en pacientes con cáncer"

Disponible en español:
- "Cáncer de la próstata"
- "El dolor asociado con el cáncer"

Carney KL, 1998. *¿De qué se trata el cáncer? Cómo explicar el cáncer a niños de todas las edades.*

Hapham WH, 1997. *Cuando uno de los padres tiene cáncer: una guía sobre el cuidado para sus hijos.*

Landay, D, 1998. *Esté preparado: La guía financiera, legal y práctica completa para vivir con una condición difícil de vida.*

Glosario

A

Abdomen: La parte del cuerpo debajo de las costillas y encima del hueso pélvico que contiene órganos como por ejemplo, los intestinos, el hígado, los riñones, el estómago, la vejiga y la próstata.

Abiraterona (zytiga): Terapia hormonal que inhibe la enzima CYP17 y previene la producción de testosterona por parte de los testículos y las glándulas suprarrenales.

Acetato de goserelina (Zoladex): Agonista de GnRH utilizado en el tratamiento del cáncer de próstata avanzado.

Acetato de histrelina (Vantas): Tipo de agonista de GnRH utilizado para el tratamiento de cáncer de próstata avanzado.

Ácido zoledrónico: Utilizado en pacientes con cáncer de próstata con metástasis ósea para disminuir los eventos esqueléticos adversos.

Ácidos nucleicos: Grupo de compuestos complejos encontrados en todas las células vivas. Los ácidos nucleicos en la forma de ADN y ARN controlan las funciones de las células y la herencia.

Acupunctura: Terapia china que incluye el uso de agujas finas que se insertan en ubicaciones específicas de la piel.

Adenocarcinoma: Forma de cáncer que se desarrolla a partir de una anormalidad maligna en las células que recubren un órgano glandular como la próstata; casi todos los cáncer de próstata son adenocarcinomas.

Administración de Medicamentos y Alimentos (FDA, por sus siglas en inglés): Agencia responsable de aprobar medicamentos recetados en los Estados Unidos.

Agente naranja: Herbicida que contiene pequeñas cantidades de una dioxina química tóxica que fue utilizado durante la Guerra de Vietnam para defoliar tierras forestales.

Agonista de GnRH: Clase de fármacos que previenen la producción de testosterona por los testículos.

Agonista de la hormona liberadora de gonadotropina (GnRH): Ver **Agonista de GnRH**.

Aleatorizado: El proceso de asignar pacientes aleatoriamente a distintas formas de tratamiento en un estudio de investigación.

Alendronato (Zoladex): Medicamento análogo de GnRH en forma de gránulos que se coloca justo debajo de la piel. Se utiliza para reducir los niveles de testosterona en hombres con cáncer de próstata avanzado.

Alfa bloqueador: Un alfa bloqueador del receptor adrenérgico utilizado para tratar el agrandamiento benigno de la próstata.

Alfuzosina (uroxatral): Un alfa bloqueador.

Alopecia: pérdida parcial o completa del cabello en partes del cuerpo donde normalmente crece (es decir, el cuero cabelludo).

Andrógenos: Hormonas que son necesarias para el desarrollo y funcionamiento de los órganos sexuales masculinos y las características sexuales masculinas (es decir, cabello, cambio de voz).

Anestesia: Pérdida de sensibilidad o sensación. Respecto de la cirugía, significa la pérdida de sensación de dolor, inducida para realizar una cirugía u otros pro-cedimientos dolorosos. General: Estado de inconsciencia, producido por agentes anestésicos, con ausencia de la sensación de dolor en todo el cuerpo y un grado mayor o menor de relajación muscular. Local: Anestesia limitada a una parte del cuerpo. Espinal: Anestesia producida por la inyección de un anestésico local en el espacio subaracnoideo alrededor de la médula espinal.

Anestesia epidural: Tipo especial de anestesia a través del cual los medicamentos para el dolor se colocan a través de un catéter en la espalda, en el líquido que rodea la médula espinal.

Anestesia general: Anestesia que implica la pérdida total de consciencia.

Anestesia local: Control del dolor en un área localizada del cuerpo.

Ano: Abertura exterior del recto.

Antagonista de GnRH: Forma de terapia hormonal que trabaja a nivel del cerebro para suprimir directamente la producción de testosterona sin aumentar inicialmente el nivel de testosterona.

Antagonista de la hormona liberadora de gonadotropina (GnRH): Ver **Antagonista de GnRH**.

Antiandrógeno: También denominado **bloqueador del receptor androgénico**. Medicamento que elimina o reduce la presencia o actividad de los andrógenos.

Anticuerpo: Molécula producida por el cuerpo que reacciona con un antígeno específico que indujo su síntesis.

Antígeno: Sustancia que estimula al cuerpo de un individuo a producir células que combaten el antígeno y que al hacerlo, matan células cancerígenas.

Antígeno prostático específico (PSA, por sus siglas en inglés): Químico producido por tejido prostático benigno y cancerígeno: Los niveles tienden a ser más altos con el cáncer de próstata.

Antígeno temprano del cáncer de próstata: Ver **EPCA**.

Antioxidante: Químico que ayuda a prevenir cambios en células y reduce el daño a la célula, el cual puede convertir a la célula en cancerígena.

Ápex de la próstata: Punta de la glándula prostática ubicada más alejada de la vejiga urinaria.

Aredia: Ver **Pamidronato**.

Asociación Americana de Urología (AUA, por sus siglas en inglés): Organización profesional para urólogos en Estados Unidos.

Astenia: Debilidad física anormal o falta de energía.

ASTRO: Sociedad Americana de Oncología Radioterápica.

B

Benigno: Crecimiento que no es cancerígeno.

Bicalutamida: Nombre genérico para Casodex, un antiandrógeno.

BID: Dos veces por día.

Bien diferenciado: Cáncer de grado bajo según el análisis microscópico.

Bifosfonato: Tipo de medicamento que se utiliza para tratar la osteoporosis y el dolor óseo causado por algunos tipos de cáncer.

Bilateral: Ambos lados.

Biología molecular: Parte de la Biología que estudia la formación, estructura y actividad de las macromoléculas que son fundamentales para la vida, como los ácidos nucleicos.

Biopsia: Extracción de una pequeña muestra de tejido para su examen microscópico

Biopsia positiva: Respecto del cáncer, se trata de la detección de cáncer en el tejido.

Bloqueador del receptor androgénico: Químico que se une al receptor androgénico y previene la unión de los andrógenos (testosterona y dihidrotestosterona).

Bloqueo adrenérgico: Se realiza para evitar los efectos de las hormonas masculinas (andrógenos).

Bloqueo androgénico completo (máximo): Bloqueo total de todas las hormonas masculinas (aquellas producidas por los testículos y las glándulas suprarrenales) mediante cirugía y/o uso de medicamentos.

Botas neumáticas intermitentes: Botas inflables que comprimen las piernas de manera intermitente para disminuir el riesgo de un coágulo en las piernas.

Braquiterapia: Forma de radioterapia a través de la cual se colocan gránulos radiactivos en la próstata.

BRCA1: Gen que puede aumentar el riesgo de cáncer de próstata.

C

Cabazitaxel (jevtana): Tipo de taxano aprobado para su uso en el cáncer de próstata resistente a la castración, refractario a docetaxel.

Calidad de vida: Evaluación del estado de salud en relación con la edad, las expectativas, y la capacidad física y mental del paciente.

Cáncer: Crecimiento anormal e incontrolable de células en el cuerpo que se puede diseminar, dañar áreas del cuerpo y ocasionar la muerte.

Cáncer de próstata metastásico resistente a la castración (mCRPC): Cáncer de próstata que continúa progresando a pesar de la ADT y los niveles de castración de la testosterona y que se ha diseminado a sitios fuera de la próstata, comúnmente a los ganglios linfáticos y a los huesos.

Cáncer metastásico: Cáncer que se ha diseminado fuera del órgano o de la estructura en la que surgió a otra área del cuerpo.

Cáncer oculto: Cáncer que no es detectable a través de exámenes físicos estándar; enfermedad libre de síntomas.

Cápsula: Capa exterior fibrosa que rodea la próstata.

Carcinoma: Forma de cáncer que se origina en tejidos que recubren un órgano particular; ver **Adenocarcinoma**.

Cardura: Doxazosina, un alfa bloqueador.

Casodex: Marca comercial de bicalutamida, un antiandrógeno.

Castración: Extirpación de los testículos.

Castrar: Extirpar los testículos de un hombre.

Catéter: Tubo hueco que permite el drenaje de líquidos de un área o su inyección en un área.

Cateterización de la vejiga: Inserción de un catéter en la vejiga urinaria para drenar orina.

Cateterización intermitente limpia (CIL): Colocación de un catéter en la vejiga para drenar orina y su extracción después de que la orina ha sido drenada en intervalos definidos durante el día para permitir el vaciado de la vejiga. También puede realizarse para mantener la permeabilidad con posterioridad al tratamiento de una contracción del cuello vesical o estenosis uretral.

Célula: La unidad más pequeña del cuerpo. Los tejidos del cuerpo están compuestos por células.

Cialis: Ver **Tadalafil**.

Cirugía prostática: Cirugía para enfermedades benignas y malignas de la próstata.

Cistoscopía: Procedimiento de uso de un cistoscopio para examinar la uretra y la vejiga.

Cistoscopio: Instrumento tipo telescopio que permite examinar la uretra y la parte interior de la vejiga.

Citorreducir: Disminuir la cantidad de cáncer presente mediante cirugía, terapia hormonal o quimioterapia.

Coaptar: Cerrar o sujetar.

Colostomía: Abertura quirúrgica entre el colon (intestino grueso) y la piel que permite el drenaje de las heces en una bolsa de colostomía.

Complicación: Resultado no deseado de un tratamiento, una cirugía, o un medicamento.

Conductos deferentes: Tubo pequeño que conecta los testículos a la uretra a través del cual pasa el esperma.

Consentimiento informado: Permiso dado por un paciente para un tratamiento particular después que ha sido notificado de las indicaciones para el procedimiento, los beneficios posibles y los riesgos del procedimiento, y procedimientos alternativos que podrían llevarse a cabo para tratar su afección.

Contracción: Formación de tejido cicatricial en el cuello vesical después de la prostatectomía radical o radioterapia que deriva en una reducción de la fuerza del chorro de orina y un vaciado incompleto de la vejiga.

Contracción del cuello vesical: Tejido cicatricial en el cuello vesical que produce su estrechamiento.

Corte permanente: Preparación formal del tejido extraído al momento de la cirugía para su evaluación microscópica.

Corte por congelación: Evaluación preliminar rápida del tejido, extraído al momento de la biopsia o durante una cirugía por un patólogo, quien congela la muestra de tejido y rebana una parte delgada para examinar con el microscopio.

Crioterapia, criocirugía: Tratamiento del cáncer de próstata en el cual la próstata se congela para destruir las células cancerígenas.

Cromosoma: Parte de la célula que transporta genes y funciona en la transmisión de información hereditaria.

Cuello vesical: Área de salida de la vejiga. Está compuesto por fibras musculares circulares y ayuda a controlar la orina.

CYP17: Enzima en la glándula suprarrenal y los testículos necesaria para la producción de testosterona y otros químicos.

CYP450: Grupo de enzimas que participan de la producción de hormonas sexuales y de otros químicos.

D

Degarelix: Terapia hormonal con el antagonista de GnRH para el cáncer de próstata.

Degradar: Reducir la etapa inicial del cáncer a una etapa inferior (mejor pronóstico).

Denosumab (prolia): Anticuerpo monoclonal utilizado para tratar la pérdida ósea por osteoporosis.

Denosumab (Prolia, Xgeva): Anticuerpo monoclonal que se utiliza en dos formas diferentes para aumentar la masa ósea en hombres con cáncer de próstata no metastásico en tratamiento de deprivación androgénica (ADT, por sus siglas en inglés) y para evitar eventos esqueléticos relacionados en hombres con cáncer de próstata y metástasis óseas.

Densidad del PSA: Cantidad de PSA por gramo de tejido prostático (PSA/g de tejido prostático).

Diagnóstico: Identificación de la causa o presencia de un problema médico o enfermedad.

Dietilestilbestrol (DES): Una forma de la hormona femenina estrógeno.

Dificultad para orinar: Demora en el inicio del chorro de orina durante la micción.

Dihidrotestosterona (DHT): Producto de degradación de testosterona que es más poderoso que la testosterona.

Disección: Extracción quirúrgica de tejido.

Disección del ganglio linfático: En el caso del cáncer de próstata, disección del ganglio linfático pélvico, que consiste en la extracción quirúrgica de los ganglios linfáticos en la pelvis para determinar si el cáncer de próstata se ha diseminado a estos ganglios.

Disfunción eréctil: Incapacidad de lograr y/o mantener una erección satisfactoria para un rendimiento sexual completo.

Disuria: incomodidad/dolor al orinar.

Doble ciego: Estudio de investigación en el que ni el paciente ni el médico (investigador) conocen qué medicamento toma el paciente.

Docetaxel (taxere): Un tipo de quimioterapia, un taxano que ha

demostrado ser efectivo en el cáncer de próstata resistente a la castración.

Doxazosina: Ver **Cardura**.

E

EBRT conformacional: EBRT que utiliza imágenes por tomografía computarizada (TC) para tener una mejor visión de los focos de radiación y los tejidos normales.

Efecto de campo: Cambios moleculares generalizados en tejido normal o relativamente normal que predisponen a una persona al cáncer.

Efecto secundario: Reacción a un medicamento o tratamiento.

Ejercicios para el músculo del suelo pélvico: Ejercicios que ayudan a fortalecer los músculos que colaboran con el control de la incontinencia urinaria.

Enfermedad: Cambio o interrupción de la estructura normal o funcionamiento de una parte, un órgano o sistema del cuerpo que presenta síntomas característicos y signos, y cuya causa o pronóstico puede ser conocido o desconocido.

Enfermedad confinada a un órgano: Cáncer de próstata que está, aparentemente, clínica o patológicamente confinado a la próstata; no excede los límites de la cápsula prostática.

Enfermedad pulmonar obstructiva crónica (EPOC): Grupo de enfermedades pulmonares que bloquean el flujo de aire y dificultan la respiración.

Enfoque retropúbico: Ver **Prostatectomía radical retropúbica**.

Ensayo clínico: Experimento cuidadosamente planificado para evaluar un tratamiento o medicamento (generalmente, un nuevo fármaco) para un uso no probado.

Enzalutamida (Xtandi): Nuevo inhibidor del receptor androgénico que tiene varios mecanismos de acción.

Enzima: Químico producido por células vivas que causa reacciones químicas aunque no se produce ningún cambio en él.

EPCA, EPCA-2: Marcador del cáncer de próstata en investigación que se basa en plasma y parece ser altamente específico para el cáncer.

Episiotiomía: Se refiere a una incisión que se realiza detrás del escroto y frente al ano: A través de una episoitiomía, se puede extraer la próstata.

Escala de Gleason (también denominada **grado de Gleason**): Método comúnmente utilizado para clasificar cómo las células aparecen en los tejidos cancerígenos; cuanto

menos normales parezcan las células cancerígenas, más maligno será el cáncer; se asignan dos números, cada uno de ellos entre 1 y 5, a los tipos más predominantes de células presentes. Estos dos números se suman para producir la puntuación de Gleason. Los números más altos indican la presencia de tipos de cáncer más agresivos.

Escroto: Bolsa de piel que contiene los testículos.

Esfínter: Músculo que rodea y que por su endurecimiento ocasiona el cierre de una abertura, por ejemplo, el esfínter en la salida vesical y la uretra.

Esfínter urinario artificial: Prótesis diseñada para restaurar la continencia en una persona con incontinencia mediante el estrechamiento de la uretra.

Espasmo de la vejiga: Contracción repentina de la vejiga que no se puede controlar y suele producir dolor y sensación de necesidad de orinar.

Especialista en medicina interna: Médico que se especializa en tratamientos no quirúrgicos de enfermedades y en prevención de enfermedades.

Especificidad: Probabilidad de que una prueba de diagnóstico pueda identificar correctamente la ausencia de una enfermedad.

Espera en observación: Observación activa y supervisión regular de un paciente sin tratamiento real.

Estadificación: Proceso para determinar la extensión de la enfermedad, el cual es útil en la determinación del tratamiento más adecuado. Suele incluir un examen físico, una prueba de sangre y estudios de rayos X.

Estado clínico: Intento por cuantificar el estado general de los pacientes con cáncer y las actividades de su vida diaria.

Estado de ploidia: Estado genético de las células, similar al grado.

Estenosis: Formación de tejido cicatricial como resultado de un procedimiento o una lesión que causa el estrechamiento y en el caso de la uretra puede restringir el flujo de orina.

Estilo de vida: Forma en que una persona elige vivir.

Estomatitis: Inflamación de las membranas bucales.

Estramustina: Fármaco anticancerígeno que detiene el crecimiento de células y eventualmente las destruye.

Estrógeno: Hormona femenina.

Etapa: Término utilizado para describir el tamaño y la extensión de un cáncer.

Eulexin: Marca comercial de flutamida, un antiandrógeno.

Examen rectal digital (ERD, por sus siglas en inglés): Examinación de la próstata mediante la introducción de un dedo enguantado en el recto.

Experimental: Tratamiento no testeado o no probado o enfoque de tratamiento.

Eyaculación: Liberación de semen a través del pene durante un orgasmo. Después de una prostatectomía radical y generalmente después de la resección transuretral de la próstata (TURP), no se libera fluido durante el orgasmo.

F

Factor estimulante de colonias de granulocitos y macrófagos (GMCSF, por sus siglas en inglés): Proteína secretada por varias células que estimula el crecimiento y el desarrollo de varias células.

Farmacología: Ciencia que estudia la composición, los usos y los efectos de los medicamentos.

Fístula: Pasaje o comunicación anormal, normalmente entre 2 órganos internos, o desde un órgano interno hacia la superficie del cuerpo.

Flomax: Ver **Tamsulosina**.

Fluoroscopía: Uso de un fluoroscopio, un dispositivo radiológico que se utiliza para examinar estructuras profundas mediante rayos X.

Flutamida (Eulexin): Antiandrógeno que se toma tres veces por día para lograr un bloqueo androgénico total, bloqueando los efectos de andrógenos producidos por las glándulas suprarrenales.

Fosfatasa ácida prostática (FAP): Antígeno producido por células del cáncer de próstata.

Fosfatasa alcalina: Químico (enzima) producido en el hígado y los huesos. Suele elevarse cuando el cáncer de próstata se ha diseminado a los huesos.

Frecuencia: Término utilizado para describir la necesidad de orinar con frecuencia.

G

Gammagrafía ósea: Estudio de medicina nuclear específico que permite detectar cambios en el hueso que pueden estar relacionados con el cáncer de próstata metastásico.

Ganglio(s) linfático(s): Ganglios pequeños con forma de frijol que se encuentran en todo el cuerpo. El líquido linfático pasa a través de los ganglios linfáticos, los cuales filtran bacterias, células cancerígenas y químicos tóxicos.

Gastrointestinal (GI): Relacionado con el sistema digestivo y/o los intestinos.

Genética: Campo de la medicina que estudia la herencia.

Ginecomastia: Agrandamiento o sensibilidad de la(s) glándula(s) mamaria(s) masculina(s).

Glándula: Estructura u órgano que produce sustancias que afectan otras áreas del cuerpo.

Glándula pituitaria: Estructura en el cerebro que, cuando se estimula, libera HL y otras hormonas.

Glándulas suprarrenales: Glándulas ubicadas encima de cada riñón. Estas glándulas producen diferentes hormonas, incluso las hormonas sexuales.

Grado alto: Células cancerígenas muy avanzadas.

Grado bajo: Cáncer que no parece agresivo, avanzado.

H

Hematuria: Presencia de sangre en la orina. Puede ser importante (visible) o microscópica (se detecta únicamente con microscopio).

Hemicuerpo: Mitad del cuerpo.

Hemospermia: Presencia de sangre en la eyaculación (semen).

Hereditario: Heredado de uno de los padres o generaciones anteriores.

Herencia: Transmisión de características de los padres a sus hijos a través de los genes (material genético).

Hernia: Debilitamiento en el músculo que genera una protuberancia, generalmente en la ingle.

Hiperplasia: Aumento de un órgano o un tejido a raíz de un incremento en el número de células en dicho órgano o tejido; un ejemplo es la hiperplasia prostática benigna.

Hipertermia: Calentamiento de la próstata para destruir tejido.

Hipocalcemia: Nivel bajo de calcio en el torrente sanguíneo.

Hipoecoica: En una ecografía, desprendimiento de algunos ecos; tejidos o estructuras que reflejan relativamente pocas ondas de ultrasonido dirigidas a ellos.

Hipogonadismo: En los hombres, afección en el que los testículos no producen suficiente testosterona.

Hipopotasemia: Nivel bajo de potasio en el torrente sanguíneo.

Hipotensión: Tensión arterial baja: Puede estar asociada con mareos, ritmo cardíaco rápido y sensación de debilidad y desmayo.

Holístico: Considera al hombre como un todo funcional o relacionado con la concepción del hombre como un todo funcional.

Hormona luteinizante (HL): Producida por la glándula pituitaria en respuesta a la GnRH (LHRH) — actúa en el testículo para estimular la producción de testosterona.

Hormonas: Sustancias (estrógenos y andrógenos) responsables de las características sexuales secundarias (crecimiento del cabello y cambio de voz en hombres).

I

IM: Intramuscular.

Impotencia: Ver **Disfunción eréctil**.

IMRT: Ver **Radioterapia de intensidad modulada**.

Incidental: Insignificante o irrelevante.

Incisión: Corte de la piel al comienzo de la cirugía.

Incontinencia: Liberación de una sustancia sin control. Si la sustancia es orina, se denomina incontinencia urinaria; si son heces, se denomina incontinencia fecal. Existen varios tipos y grados de incontinencia urinaria. La incontinencia por rebosamiento es una afección en el cual la vejiga retiene orina tras la micción y como resultado de ello, se libera orina, similar a un vaso lleno debajo del grifo. La incontinencia de esfuerzo es la liberación involuntaria de orina durante períodos de mayor presión de la vejiga, como por ejemplo, al toser, reír y estornudar. La incontinencia total es la incapacidad del esfínter y la uretra de prevenir la liberación de orina de la vejiga.

Incontinencia de esfuerzo: Pérdida involuntaria de orina durante aumentos repentinos en la presión intraabdominal, por ejemplo, al toser, reír, estornudar o levantar objetos pesados.

Incontinencia imperiosa: Pérdida involuntaria de orina asociada con la imperiosa necesidad de orinar y está relacionada con una vejiga hiperactiva.

Incontinencia por rebosamiento: Pérdida involuntaria de orina relacionada con el vaciado incompleto de la vejiga.

Incontinencia urinaria: Pérdida no intencional de orina.

Indicaciones: Las razones de llevar a cabo un tratamiento específico.

Infarto: Área de tejido muerto que deriva de la pérdida repentina de su suministro sanguíneo.

Infección de las vías aéreas inferiores: Infección aguda del bronquio (bronquitis) y/o del pulmón (neumonía).

Infección de las vías respiratorias superiores: Infección aguda de la nariz, senos nasales y garganta.

Inflamación: Hinchazón, enrojecimiento, dolor e irritación como resultado de una lesión, infección o cirugía.

Infraestadiaje: Asignación de un estado clínico demasiado bajo en el diagnóstico inicial dada la dificultad para evaluar la información disponible con precisión.

Infragradación: Término que indica que el grado del cáncer es peor que el encontrado en el tejido de la biopsia.

Inhibidor de CYP17: Inhibidor de la enzima CYP17 en los testículos y en las glándulas suprarrenales, necesario para la producción de testosterona.

Inhibidor del ligando RANK: Químico que se une y evita que el ligando RANK funcione.

Inmunoterapia: Tratamiento de una enfermedad mediante la inducción, mejora o supresión de una respuesta inmunitaria.

Intermitencia: Incapacidad de completar la micción y el vaciado con una sola contracción de la vejiga. Una interrupción y un inicio del chorro de orina mientras se orina.

Intersticial: Dentro de un órgano, como la radioterapia interna, a través de la cual se plantan semillas radiactivas en la próstata.

Intravenoso: En las venas.

Invasivo: En cáncer significa la diseminación del cáncer a tejidos circundantes más allá del sitio en donde se desarrolló inicialmente.

Investigador: Médico u otro individuo que participa de un estudio experimental o ensayo clínico.

Inyección de colágeno: Inyección de un químico alrededor de la uretra que comprime la uretra y el cuello vesical para ayudar a tratar la incontinencia urinaria de esfuerzo.

IRM (imágenes por resonancia magnética): Estudio similar a una TC dado que permite ver las estructuras internas en detalle, pero no incluye radiación.

IRM endorrectal: Estudio de resonancia magnética de la próstata que incluye la colocación de una sonda en el recto para realizar una mejor evaluación de la glándula suprarrenal.

IRM3T (IRM de 3 Teslas): Una técnica de imagen por resonancia magnética con campos magnéticos de alta intensidad

IV: Intravenoso.

J

Jevtana: Ver **Carbazitaxel**.

L

Laparoscopia: Cirugía realizada a través de pequeñas incisiones que permite la visualización mediante un instrumento fibroóptico pequeño e instrumentos finos que encajan en dichas pequeñas incisiones.

Láser: Haz concentrado de luz de alta energía que se utiliza en cirugía.

Lesión osteoblástica: Respecto de rayos X simples de un hueso, mayor densidad del hueso vista con rayos X cuando se produce una nueva formación ósea extensiva a raíz de la destrucción cancerígena del hueso.

Lesión osteolítica: Respecto de rayos X simples de un hueso, se refiere a una menor densidad ósea vista con rayos X cuando se produce una destrucción y pérdida del hueso por cáncer.

Leuprolide: Agonista de GnRH que es administrado una vez cada 28, 84, 112, o 168 días para disminuir los niveles de testosterona para el tratamiento del cáncer de próstata avanzado.

Levitra: Ver **Vardenafil**.

Líbido: Deseo sexual, interés en el sexo.

Licopeno: Sustancia encontrada en tomates que puede tener efectos anticancerígenos.

Ligando RANK (RANK-L): Citosina involucrada en el desarrollo de osteoclastos a partir de preosteoclastos.

Linfa: Líquido transparente que se encuentra en todo el cuerpo. El líquido linfático ayuda a combatir infecciones.

Linfadenectomía: Término técnico para disección del ganglio linfático.

Linfangiografía: Prueba de rayos X en la cual se inyecta contraste en los vasos linfáticos para determinar si hay algún bloqueo/diseminación de tumor a los ganglios linfáticos.

Linfocele: Acumulación de líquido linfático en un área del cuerpo.

Lóbulo: Parte de un órgano. En la próstata existen 5 lóbulos diferentes: 2 lóbulos laterales, 1 lóbulo medio, uno anterior y uno posterior.

Localizado: Confinado, limitado, contenido en un área específica.

M

Maligno: Cancerígeno, con posible crecimiento no controlado y diseminación.

Malla para hombres: Procedimiento para promover la continencia urinaria en el que se coloca una pieza de material debajo de la uretra para que actúe como soporte o refuerzo.

Malla transobturadora: Tipo de malla utilizada para tratar la incontinencia urinaria de esfuerzo en mujeres y hombres con incontinencia posterior a la prostatectomía.

Marcadores tumorales: Químicos que pueden utilizarse para detectar y hacer seguimiento del tratamiento de algunos tipos de cáncer.

Margen positivo: Presencia de células cancerígenas en el borde de corte del tejido extraído durante la cirugía. Un margen positivo indica que pueden quedar células cancerígenas en el cuerpo.

mCRPC: Ver **Cáncer de próstata metastásico resistente a la castración**.

Medicina alternativa: El tratamiento utilizado en lugar de tratamientos aceptados.

Medicina complementaria: Nuevo tratamiento desarrollado como adicional a la opción de tratamiento estándar probado.

Médico oncólogo: Ver **Oncólogo**.

Metástasis: Ver **Cáncer metastásico**.

Microscópico: Lo suficientemente pequeño que se necesita un microscopio para verlo.

MiPS: Prueba de detección de cáncer de próstata que incorpora PSA sérico y 2 marcadores moleculares específicos para el cáncer de próstata.

Mitoxantrona: Fármaco anticancerígeno que pertenece a una familia de fármacos denominada antibióticos antitumorales. Interfiere con el crecimiento de células cancerígenas.

Moderadamente diferenciado: Grado intermedio de cáncer sobre la base de una evaluación patológica del tejido.

Morbilidad: Resultados no saludables y complicaciones que resultan del tratamiento.

Mortalidad: Muerte relacionada con una enfermedad o un tratamiento.

Multifocal: Encontrado en más de un área.

N

Nadir del PSA: Valor más bajo que logra el PSA durante un tratamiento particular.

NCCN: Siglas en inglés para Red Nacional Integral de Cáncer — contiene lineamientos acerca de la observación activa.

Negativo: Un resultado de una prueba que no muestra lo que uno espera.

Neoplasia maligna: Crecimiento no controlado de las células que puede diseminarse a otras áreas del cuerpo y ocasionar la muerte.

Neoplásico: Maligno, cancerígeno.

Neridronato (Nerixia): Un tipo de bifosfonato (ver **Bifosfonato**).

Nervio obturador: Nervio ubicado en la pelvis cerca de los ganglios linfáticos pélvicos que controla el movimiento de la pierna.

Neuropatía sensorial: Daño a los nervios del sistema nervioso periférico que puede ocasionar sensaciones anormales, como hormigueo o sensación de pinchazos.

Nicturia: Despertarse de noche con el deseo de orinar.

Nilandron: Marca comercial de nilutamida, un antiandrógeno.

No invasivo: Que no requiere una incisión o una inserción de un instrumento o una sustancia en el cuerpo.

Nucleótido: Uno de varios componentes que consiste de un nucleósido combinado con un grupo fosfato y que forma los constituyentes básicos de ADN y ARN.

Nutrición: Ciencia o estudio que se ocupa de los alimentos y la nutrición, especialmente en seres humanos.

O

Observación activa: Forma de terapia para el cáncer de próstata a través de la cual no se determina un tratamiento definitivo al inicio, pero se determina una terapia definitiva cuando se notan cambios predefinidos.

Obstrucción del tracto de salida vesical: Obstrucción del tracto de salida vesical que ocasiona problemas al orinar y/o retener orina en la vejiga.

Oncólogo radioterapeuta: Médico que trata el cáncer a través del uso de la radioterapia.

Oncólogo: Especialista médico capacitado para evaluar y tratar el cáncer.

Órgano: Tejidos en el cuerpo que trabajan en conjunto para realizar una

función específica, por ejemplo, los riñones, la vejiga, el corazón.

Orquectomía: Extracción del/los testículo(s).

Orquectomía bilateral: Extirpación de los testículos.

Osteoclasto: Célula especializada que degrada el hueso.

Osteonecrosis mandibular (ONM): Enfermedad ósea grave que afecta los huesos de la mandíbula, el maxilar y la mandíbula. Se puede desarrollar en asociación con el uso de bifosfonato y el inhibidor del ligando RANK.

Osteoporosis: Reducción en la cantidad de masa ósea, lo que produce fracturas después de un trauma mínimo.

P

Paciente hospitalizado: Paciente que ha sido admitido en el hospital para recibir tratamiento.

Paliativo: Tratamiento indicado para aliviar un problema particular sin necesariamente resolverlo, por ejemplo, se indica terapia paliativa para aliviar síntomas y mejorar la calidad de vida, pero no constituye una cura para el paciente.

Palpable: Capaz de sentirse durante un examen físico por un médico experimentado. En caso del cáncer de próstata, se refiere a una anormalidad de la próstata que se puede palpar durante el tacto rectal.

Pamidronato (Aredia): Bifosfonato.

Pamoato de triptorelina (Trelstar): Agonista de GnRH utilizado en el tratamiento del cáncer de próstata avanzado.

Parestesia: Sensación anormal, típicamente hormigueo o pinchazos (cosquilleo).

Patólogo: Médico capacitado para realizar la evaluación de tejidos con microscopio para determinar la presencia/ausencia de una enfermedad.

PCA 3: Gen sobreexpresado en cáncer de próstata.

Pelvis: Parte del cuerpo que está delimitada por los huesos de la cadera.

Pene: Órgano masculino que se utiliza para orinar y tener relaciones sexuales.

Percutáneo: A través de la piel.

Perineo: Área del cuerpo que está detrás del escroto y frente al ano.

Periprostático: Tejido que se encuentra inmediatamente adyacente a la próstata.

PIN (siglas en inglés para neoplasia intraepitelial prostática): Área anormal en una biopsia de próstata que no es cancerígena, pero que puede volverse cancerígena o estar asociada con cáncer en otra parte de la próstata.

Pinza peneana: Dispositivo colocado alrededor del pene para evitar la liberación de orina.

PIV (pielografía intravenosa): Estudio radiológico donde se inyecta material de contraste (tinte) en las venas, el cual es tomado por los riñones y pasa a la orina, permitiendo una visualización del tracto urinario.

Placebo: Medicamento falso ("píldora inocua") o tratamiento que no tiene efecto en el cuerpo y suele utilizarse en estudios experimentales para determinar si el medicamento/tratamiento experimental tiene algún efecto.

Plasma: Componente líquido de la sangre.

Poco diferenciado: Cáncer agresivo, de alto grado, según la evaluación microscópica del tejido.

Polimorfismo de un solo nucleótido (PSN): Diferencia de un solo nucleótido en una secuencia genética.

Posterior: Parte trasera o posterior.

Prednisona: Fármaco sintético (artificial) similar a la corticosterona.

Preparación intestinal: Limpieza (y esterilización) de los intestinos antes de la cirugía abdominal.

Preservación del nervio: Respecto del cáncer de próstata, es un intento de no dañar o extraer los nervios que se encuentran del otro lado de la glándula prostática que son, en parte, responsables de las erecciones normales. Una lesión de los nervios puede ocasionar una disfunción eréctil.

Priapismo: Erección que dura más de 4 a 6 horas.

Proctitis: Inflamación del recto.

Proctitis por radiación: Inflamación de las paredes rectales como resultado de la radioterapia.

Progresión: Crecimiento continuo del cáncer o de una enfermedad.

Progresión bioqúmica: Recurrencia del cáncer de próstata definida por una elevación del antígeno prostático específico (PSA, por sus siglas en inglés).

Progresión del PSA: Aumento del PSA después del tratamiento del cáncer de próstata.

Prolia: Forma de denosumab utilizada para aumentar la masa ósea en hombres con cáncer de próstata no metastásico

en tratamiento de deprivación androgénica (ADT, por sus siglas en inglés) con alto riesgo de fractura.

Pronóstico: Panorama general a largo plazo o esperanza de vida y recuperación de una enfermedad.

Proscar (finasteride): Un fármaco que disminuye el tamaño de la próstata. Está aprobado por la FDA para BPH; se utiliza en cáncer de próstata y está bajo investigación.

ProstaScint: Estudio especializado que detecta un antígeno denominado antígeno prostático específico: Es útil en la detección de cáncer de próstata recurrente.

Próstata: Glándula que rodea la uretra y se ubica justo debajo de la vejiga. Produce un líquido que es parte de la eyaculación (semen). Este líquido brinda algunos nutrientes al esperma.

Prostatectomía: Uno de varios procedimientos quirúrgicos en los que se extrae parte o toda la glándula prostática. Estos procedimientos incluyen prostatectomía radical laparoscópica, prostatectomía radical perineal, prostatectomía radical retropública y resección transuretral (TURP).

Prostatectomía perineal: Extracción de la próstata completa, las vesículas seminales, y parte de los conductos deferentes a través de una incisión en el perineo.

Prostatectomía radical laparoscópica: Extracción de la próstata completa, las vesículas seminales, y parte de los conductos deferentes mediante laparoscopia.

Prostatectomía radical perineal: Extracción de toda la próstata y las vesículas seminales por cáncer de próstata a través de una incisión en el perineo.

Prostatectomía radical retropúbica: Extracción quirúrgica de toda la próstata más las vesículas seminales y parte de los conductos deferentes a través de una incisión que se extiende desde el ombligo.

Prostatectomía radical robótica: Prostatectomía radical realizada con la asistencia de un robot.

Prostatectomía transuretral: Ver **TURP**.

Prostático benigno (BPH, por sus siglas en inglés): Agrandamiento no cancerígeno de la próstata.

Prostatitis: Inflamación o infección de la glándula prostática.

Prostavac: Vacunoterapia en investigación.

Prótesis: Dispositivo artificial utilizado para reemplazar la función normal perdida de una estructura o de un órgano en el cuerpo.

Prótesis peneana: Dispositivo que se coloca mediante cirugía en el pene y permite que una persona impotente tenga una erección.

Protocolo: Estudio de investigación utilizado para evaluar un medicamento o tratamiento específicos.

Provenge (sipuleucel-T): Vacuna/inmunoterapia aprobada para uso en cáncer de próstata resistente a la castración.

PSA libre: PSA presente que no está ligado a proteínas. Se suele expresar como una relación entre PSA libre y PSA total en términos de porcentaje, que resulta ser PSA libre dividido por PSA total $\times$ 100.

PSA ligado: PSA ligado a las proteínas en el torrente sanguíneo.

PSA total: Combinación de PSA ligado y libre.

Q

QD: Diariamente.

QID: Cuatro veces por día.

QOD: Cada dos días.

Quimioprevención: El uso de una sustancia para prevenir el desarrollo y el crecimiento del cáncer.

Quimioterapia: Tratamiento para el cáncer que utiliza medicamentos fuertes para debilitar y destruir células cancerígenas.

R

Radio 223: Radioisótopo administrado por vía intravenosa para el tratamiento de la metástasis ósea.

Radioterapia conformal tridimensional (3-D): Variante de la radioterapia con haz externo en la que se utiliza una computadora, imágenes por TC y una abrazadera para focalizar la radiación más directamente en el órgano/ubicación objetivo.

Radioterapia de haz externo: Uso de radiación que pasa a través de la piel y se focaliza para lograr el efecto máximo en el órgano objetivo como, por ejemplo, la próstata, para matar células cancerígenas.

Radioterapia: Uso de haces radiactivos o implantes para matar células cancerígenas.

Radioterapia de intensidad modulada (IMRT): Forma avanzada de la radiación conformal 3D.

Rapaflo: Ver **Silodosina**.

Rayos x: Tipo de radiación de alta energía que se puede utilizar a bajos niveles para tomar imágenes de las estructuras internas del cuerpo y a altos niveles para la radioterapia.

Reacción de exacerbación: Aumento temporario en el crecimiento tumoral y en los síntomas que es ocasionado por el uso inicial de agonistas de GnRH. Se previene con el uso de un antiandrógeno, 1 semana antes del comienzo de la terapia con un agonista de GnRH.

Receptor: Molécula de proteína ubicada en el borde exterior de la célula o dentro de ella, cuando las sustancias se unen a ella hacen que la célula actúe.

Receptor androgénico: Sitios en una célula donde los andrógenos se unen y translocan en una célula para estimular el crecimiento celular.

Recurrencia: Reaparición de la enfermedad. La recurrencia puede ser clínica (un hallazgo físico) o de laboratorio (por ejemplo, un aumento en el PSA).

Recurrencia local: Regreso del cáncer en el área donde se identificó por primera vez.

Recurrencia metastásica: Regreso del cáncer en un área del cuerpo que no es el sitio en donde se desarrolló originalmente.

Reducción: Disminución o reducción del tamaño del cáncer.

Refractario: Resistente a la terapia.

Regresión: Reducción del tamaño de un solo tumor o reducción en el número y/o tamaño de varios tumores.

Rescate: Procedimiento destinado a "rescatar" a un paciente después que la terapia anterior no funcionó; por ejemplo, una prostatectomía radical de rescate después que la terapia con haz externo falló.

Resistente a la castración: Cáncer de próstata que es resistente a la terapia hormonal y nivel de testosterona (< 20 ng/dL) resultante bajo.

Respuesta inmunitaria: Respuesta de órganos, tejidos, glóbulos rojos y sustancias que combaten infecciones, cáncer o sustancias extrañas.

Retención: Dificultad para vaciar la vejiga con orina, puede ser completa, lo que significa que no se puede eliminar la orina; o parcial, lo que significa que queda orina en la vejiga después de la micción.

Retención urinaria: Incapacidad de orinar que deriva en una vejiga llena.

Riesgo: Oportunidad o posibilidad que un hecho particular suceda o no.

Riesgo alto: Más probabilidad de sufrir una complicación o efecto secundario.

Riñón: Uno de un par de órganos responsables de eliminar químicos y líquido del cuerpo.

TURP (prostatectomía transuretral): Técnica quirúrgica realizada con anestesia en la que se utiliza un instrumento especial similar al citoscopio que permite al cirujano extraer tejido prostático que sobresale en la uretra y bloquear el flujo de orina a través de la uretra. Después de una TURP, se conserva el borde exterior de la próstata.

S

Selección: Examen o prueba de un grupo de personas para separar aquellas que están bien de aquellas que tienen una enfermedad o defecto no diagnosticado o que tienen un alto riesgo.

Semen: Líquido blanquecino que es liberado durante la eyaculación.

Sensibilidad: Probabilidad de que una prueba de diagnóstico pueda identificar correctamente la presencia de una enfermedad particular.

Signo: Prueba objetiva de una enfermedad, es decir, aquello que el médico identifica.

Sildenafil (Viagra): Primera terapia oral, inhibidor de la fosfodiesterasa tipo V, para el tratamiento de la disfunción eréctil.

Silodosina: Alfa bloqueador oral.

Síntoma: Prueba subjetiva de una enfermedad, es decir, una descripción del paciente, por ejemplo, dolor en el abdomen.

Sipuleucel-T: Ver **Provenge**.

Sistema de Whitmore-Jewett: Sistema de estadificación alternativo para el cáncer de próstata.

Sistema inmune: Grupo complejo de órganos, tejidos, glóbulos rojos y sustancias que trabajan para combatir infecciones, cáncer o sustancias extrañas.

Sistema TNM (por sus siglas en inglés): Sistema de estadificación más común para el cáncer de próstata. Refleja el tamaño del tumor, la enfermedad ganglionar y la enfermedad metastásica.

Sofocos: Sensación repentina de calor; puede estar asociada con el sudor y enrojecimiento de la piel y aparece con la terapia hormonal.

Soja: Los productos derivados de la soja se fabrican a partir de porotos de soja, una legumbre. Los productos derivados de la soja tienen un alto contenido de isoflavonas, las cuales pueden ser útiles en la prevención del crecimiento de células cancerígenas.

Sonda de Foley: Sonda de látex o silicona que drena orina desde la vejiga.

Sonda de nefrostomía: Sonda que se coloca a través de la espalda en el riñón y permite el drenaje de orina desde ese riñón.

Supervivencia libre de progresión: Plazo durante y después del tratamiento en el cual la enfermedad que se está tratando (cáncer) no progresa (empeora).

Suplemento: Algo que completa o se adiciona. Un medicamento/una terapia que se utiliza junto con otro medicamento/terapia.

Suramina: Fármaco que se utiliza para inhibir el crecimiento celular.

T

Tadalafil (cialis): Terapia oral, inhibidor de la fosfodiesterasa tipo V, para el tratamiento de la disfunción eréctil. Tiene una vida media más larga que otras terapias orales.

Tamsulosina (Flomax): Alfa bloqueador utilizado para tratar síntomas del tracto urinario inferior relacionados con el agrandamiento prostático benigno.

Taxano: Fármaco para quimioterapia derivado de plantas del género

Taxus que previene el crecimiento celular mediante la inhibición de estructuras celulares especiales, denominadas microtúbulos, las cuales participan de la división celular.

Taxotere: Ver **Docetaxel**.

Tejido: Tipo específico de material en el cuerpo, por ejemplo, músculo, cabello.

Terapia con haz de protones: Junto con la terapia con haz externo, consiste en el uso de haces poderosos de fotones que se focalizan en la próstata.

Terapia diferida: Retraso de un tratamiento hasta que el cáncer se haya convertido en una amenaza para el paciente.

Terapia hormonal: Manipulación de la evolución natural de una enfermedad y los síntomas a través del uso de hormonas.

Terapia neoadyuvante: Uso de un tratamiento, como quimioterapia, terapia hormonal y radioterapia, antes de la cirugía.

Terazosina (HYtrin): Alfa bloqueador utilizado para tratar síntomas del tracto urinario inferior relacionados con el agrandamiento prostático benigno.

Testículo: Uno de los dos órganos reproductivos del hombre que se ubican en el escroto y producen testosterona y esperma.

Testosterona: Hormona masculina o andrógeno que es producida principalmente por los testículos y es necesaria para la función sexual y la fertilidad.

TID: Tres veces por día.

Tiempo de duplicación: Cantidad de tiempo que demora en duplicarse el nivel de PSA.

Tomografía axial computarizada/ tomografía computarizada (TAC/ TC): Estudio de rayos X específico que permite visualizar las estructuras internas en transversal para detectar alteraciones.

Toviaz: Ver **Fesoterodina**.

Tracto de salida vesical: Primera parte del canal natural a través del cual pasa la orina cuando sale de la vejiga.

Tracto genitourinario: Sistema urinario (riñón, uréteres y vejiga y uretra) y órganos genitales (en el hombre, la próstata, vesículas seminales, conductos deferentes y testículos).

Transferrina: Químico en el cuerpo que ha demostrado que estimula el crecimiento del cáncer de próstata.

Transperineal: A través del perineo.

Transrectal: A través del recto.

Transuretral: A través de la uretra.

Tratamiento de deprivación androgénica (ADT, por sus siglas en inglés): Tratamiento basado en la reducción de las hormonas androgénicas, las cuales estimulan el crecimiento de células de cáncer de próstata.

Tratamiento integrador: Tratamientos diseñados para funcionar en conjunto.

Tratamiento natural: Significa derivado de la tierra, sus plantas o animales. Natural no siempre significa que es mejor para usted.

Trombocitopenia: Disminución de la cantidad de plaquetas.

Trombosis venosa profunda (TVP): Formación de un coágulo de sangre en las venas profundas, generalmente de las piernas o en la pelvis.

TRT: Terapia de reemplazo de testosterona.

Tumor: Crecimiento anormal de tejido que puede ser cancerígeno o no cancerígeno (benigno).

U

UCI (unidad de cuidados intensivos): Área especializada del hospital donde se controla a los pacientes críticos.

Ultrasonido: Técnica utilizada para examinar órganos internos mediante la medición de las ondas sonoras reflejadas.

Ultrasonido focalizado de alta intensidad: Forma de tratamiento del cáncer de próstata que incluye focalizar ultrasonido de alta intensidad en la próstata para calentar la próstata y destruir las células del cáncer de próstata. Se utiliza en Europa pero aún no ha sido aprobado en los Estados Unidos.

Ultrasonido transrectal: Visualización de la próstata mediante el uso de una sonda de ultrasonido colocada en el recto.

Unidad: Término que se refiere a una pinta de sangre.

Uréteres: Túbulos que conectan los riñones a la vejiga, a través de los cuales pasa orina hacia la vejiga.

Uretra: Conducto que conecta el cuello vesical con la punta del pene y a través del cual pasa la orina.

Urgencia: Sensación de orinar de forma inmediata.

Urólogo: Médico que se especializa en la evaluación y en el tratamiento de enfermedades del tracto genitourinario en hombres y mujeres.

Uroxatral (alfuzosin): Alfa bloqueador utilizado para tratar síntomas del tracto urinario inferior relacionados con el agrandamiento prostático benigno.

V

Vacuna: Vacuna contra el cáncer de próstata — una suspensión de proteínas antigénicas administrada para activar células en el cuerpo para combatir las células del cáncer de próstata.

Vardenafil (levitra): Terapia oral, inhibidora de la fosfodiesterasa tipo V, para el tratamiento de la disfunción eréctil.

Vasectomía: Procedimiento en que se cortan y ligan, sujetan o cauterizan los conductos deferentes para prevenir la salida de esperma de los testículos. Vuelve a un hombre estéril.

Vejiga: Órgano hueco que almacena y elimina orina del cuerpo.

Velocidad del PSA: Índice de cambio del PSA durante un período de tiempo (cambio en PSA/cambio en tiempo).

Venlafaxina: Antidepresivo que es útil para controlar los sofocos asociados con la terapia hormonal.

Vesículas seminales: Estructuras glandulares que están ubicadas por encima y por debajo de la próstata. Producen un líquido que es parte de la eyaculación.

Viagra: Ver **Sildenafil**.

Volumen tumoral: Cantidad de cáncer presente en un órgano.

X

Xgeva: Forma de denosumab utilizada para disminuir los eventos relacionados con el esqueleto en hombres con cáncer de próstata y metástasis ósea.

Xtandi: Ver **Enzalutamida**.

Z

Zoladex: Ver **Acetato de goserelina**.

Zoledronato (zometa): Bifosfonato que aumenta la densidad ósea en hombres que se encuentran bajo terapia hormonal.

Zonas: Área de la próstata distinguida de áreas adyacentes.

Zytiga: ver **Abiraterona**.

Nota: Los números de página seguidos de *f* o *t* indican material que aparece en imágenes y tablas respectivamente.

L

M

N

S